ACTA NEUROCHIRURGICA/SUPPLEMENTUM VIII

AUS DER NEUROCHIRURGISCHEN KLINIK DER UNIVERSITÄT KÖLN UND DEM
MAX-PLANCK-INSTITUT FÜR HIRNFORSCHUNG, ABTEILUNG FÜR TUMORFORSCHUNG
UND EXPERIMENTELLE PATHOLOGIE (DIREKTOR: PROF. DR MED. W. TÖNNIS)

DIAGNOSE, BEHANDLUNG UND PROGNOSE DER TRAUMATISCHEN HÄMATOME DES SCHÄDELINNEREN

VON

DR. F. LOEW   UND   **DR. S. WÜSTNER**

PRIV.-DOZ., LEITER DER NEURO-
CHIRURGISCHEN ABTEILUNG DER
CHIRURGISCH-NEUROCHIRURGISCHEN
UNIVERSITÄTSKLINIK HOMBURG/SAAR

WISSENSCHAFTLICHER ASSISTENT DER
UNIVERSITÄTS-HALS-NASEN-OHREN-
KLINIK, KÖLN

MIT 15 TEXTABBILDUNGEN

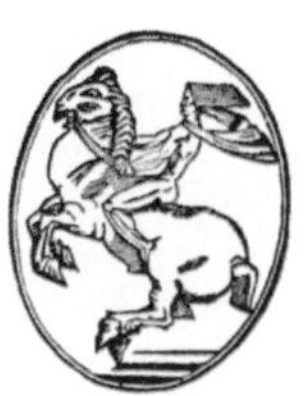

WIEN / SPRINGER-VERLAG / 1960

ISBN-13: 978-3-211-80548-0   e-ISBN-13: 978-3-7091-8066-2
DOI: 10.1007/978-3-7091-8066-2

Inhaltsverzeichnis

I. Einleitung

Während des letzten Jahrzehnts haben sich die Kenntnisse von
den raumbeengenden traumatischen Blutungen des Schädelinneren
wesentlich gewandelt und verbreitert. Manche früher klinisch
kaum bekannten Formen, wie beispielsweise die akuten subduralen
und intrazerebralen Hämatome, werden heute verhältnismäßig
häufig nachgewiesen und operiert. Auch das Vorkommen „atypischer" Lokalisationen, etwa frontal, occipital oder im Bereich der
hinteren Schädelgrube, hat sich als weniger selten erwiesen, als
vielfach angenommen. Schließlich ist zu sagen, daß die Möglichkeiten, Störungen von Kreislauf und Atmung zu behandeln, wesentlich verbessert worden sind. Mancher Patient mit intrakraniellem
traumatischem Hämatom, dessen Prognose früher infaust gewesen
wäre, kann deshalb jetzt mit Aussicht auf Erfolg operiert werden.

An der hier skizzierten Entwicklung hat eine Verbesserung der
diagnostischen Möglichkeiten wesentlichen Anteil. Die Karotisangiographie wurde zu einer Routinemethode ausgebaut, die bei
entsprechender Erfahrung und Einrichtung gefahrlos ist. Sie ermöglicht es, im Bereiche des Großhirns gelegene Hämatome mit
einer Sicherheit nachzuweisen, zu lokalisieren oder auszuschließen,
die allein auf Grund des klinisch-neurologischen Befundes und
auch durch Anlegen von Probebohrlöchern nicht zu erreichen ist.
Bei manchen Hämatomformen vermag außerdem die Elektren-
zephalographie zur Diagnose beizutragen.

In therapeutischer Hinsicht liegen die Fortschritte weniger auf
dem Gebiet der Operationstechnik als vielmehr auf dem der Allgemeinbehandlung. Unzureichende Sauerstoffversorgung des Gehirns, bedingt durch Atem- und Kreislaufstörungen, außerdem
auch Temperaturentgleisungen, vermögen den Erfolg jeden operativen Bemühens zunichte zu machen. Erst dann, wenn die Bedeutung dieser Faktoren nicht nur theoretisch erkannt, sondern
auch in der Behandlung praktisch berücksichtigt wird, läßt sich
die Prognose der Schwerverletzten verbessern. Wegen ihrer ent-
scheidenden Bedeutung werden diese Fragen in besonderem Maße
im Vordergrund stehen.

Die Verbesserung der diagnostischen und therapeutischen Möglichkeiten ist nicht zuletzt dem Aufbau von Spezialabteilungen und Kliniken zu verdanken, die ein Sammeln größeren Erfahrungsgutes begünstigen. Manches, was sonst vielleicht Einzelbeobachtung geblieben und wieder in Vergessenheit geraten wäre, erweist sich, wenn man eine größere Zahl ähnlicher Fälle überblickt, als wesentlicher Baustein von Diagnose und Therapie.

Die neu gewonnenen Erfahrungen und Möglichkeiten müssen nun, nachdem die Entwicklung zu einem gewissen Abschluß gekommen ist, allgemein zugänglich und nutzbar gemacht werden. Wir haben deshalb versucht, die im Schrifttum verstreuten, manchmal schwer erreichbaren und meist nur mit einer einzelnen Hämatomart befaßten Berichte zusammenzutragen und, gleichzeitig gestützt auf eine Analyse des Tönnisschen Krankengutes, eine kritisch-zusammenfassende Darstellung des heutigen Standes von Diagnose, Therapie und Prognose der traumatischen intrakraniellen Hämatome zu geben.

Die Arbeit bringt zunächst eine Beschreibung des eigenen Krankengutes, gegliedert nach der Art der Hämatome. Anschließend folgt eine Besprechung des Schrifttums. Schließlich werden Differentialdiagnose, Behandlung und Ergebnisse zusammenfassend dargestellt. Dabei haben wir den doppelten Zweck verfolgt, sowohl eine für Diagnose, Behandlung und Begutachtung praktisch anwendbare Darstellung zu geben, als auch die weitere wissenschaftliche Bearbeitung anzuregen und zu erleichtern.

II. Analyse des eigenen Krankenguts

Es handelt sich um die Fälle mit traumatischen intrakraniellen Hämatomen, die in den von Tönnis geleiteten neurochirurgischen Abteilungen bzw. Kliniken (Würzburg, Berlin, Bochum-Langendreer, Köln) bis zum Ende des Jahres 1959 behandelt worden sind. Das Krankengut umfaßt im einzelnen:

    43 epidurale Hämatome
   107 subdurale Hämatome
    22 intracerebrale Hämatome
     9 kombinierte Hämatome (gleichzeitiges Vorkommen mehrerer Hämatomformen)

   181 insgesamt.

Raumbeengende subarachnoidale Hämatome wurden im eigenen Krankengut nicht beobachtet. Die subduralen Hämatome und Hygrome der Säuglinge sind in dieser Zusammenstellung nicht berücksichtigt worden. Sie bilden ein eigenes Krankheitsbild, das nicht nur wegen seiner Ätiologie — überwiegend geburtstraumatisch oder auch bei entzündlichen Krankheiten der Liquorräume nach Art eines Begleitergusses entstanden — und wegen seines anderen klinischen Verlaufs sich von den traumatischen Hämatomen späterer Lebensabschnitte unterscheidet, sondern das auch seine therapeutischen Besonderheiten aufweist. Aus diesen Gründen schien uns eine Bearbeitung im Rahmen dieser Veröffentlichung unzweckmäßig.

1. Epidurale Hämatome

Unterteilung nach der Verlaufsform

Symptomatologie und Prognose der Fälle lassen eine deutliche Beziehung zu dem Zeitintervall erkennen, innerhalb dessen die ersten auf das Hämatom hinweisenden Erscheinungen bemerkbar werden. Je rascher zu den primären Verletzungsfolgen Zeichen der zusätzlichen hämatombedingten Hirnschädigung hinzutreten, desto ungünstiger ist die Prognose. Dem entspricht, daß in unserem Krankengut nur Fälle gestorben sind, bei denen die Hämatomsymptomatologie bereits innerhalb der ersten 12 Stunden begonnen hatte.

Unterteilt man entsprechend dieser empirisch gewonnenen Zeitgrenze in akute und subakute epidurale Hämatome, so fallen von unseren 43 Fällen 28 auf die akute und 15 auf die subakute Gruppe (Tab. 1). Das längste Zeitintervall betrug 14 Tage. Den chronischen

Tabelle 1. *Die Mortalität der epiduralen Hämatome in Abhängigkeit vom Zeitpunkt des Beginns der Hämatomsymptomatologie*

Beginn der Symptomatologie	bis 12 Stdn.	über 12 Stdn.
Zahl der Fälle 43	28	15
davon gestorben 12 = 28%	12 = 43%	—

subduralen Hämatomen vergleichbare chronische epidurale Blutungen, die erst nach mehr als 6 Wochen klinisch in Erscheinung treten, finden sich demnach unter unseren Fällen nicht.

Das Krankengut bietet keine Hinweise dafür, daß etwa in der ersten Gruppe mit den sich rasch entwickelnden Hirndruckerscheinungen primär schwerere Verletzungen zusammengefaßt wären als in den beiden übrigen Gruppen. Unter anderem ließen das Vorhandensein bzw. Fehlen einer primären Bewußtlosigkeit sowie deren Dauer bei den akuten wie auch bei den subakuten Fällen keine signifikanten Unterschiede erkennen. Ausschlaggebender

Faktor für die ungünstige Prognose der Fälle der 1. Gruppe muß demnach die relativ kurze Zeit sein, innerhalb der sich das Hämatom entwickelt, den intrakraniellen Druck steigert, Verschiebungen des Gehirns, sogenannte Massenverschiebungen, verursacht und die Hirndurchblutung beeinträchtigt. Diese Beobachtung deckt sich mit Erfahrungen bei intrakraniellen raumbeengenden Prozessen anderer Genese. Je rascher die Drucksteigerung auftritt, desto geringer sind die Möglichkeiten der Anpassung und Kompensation, und desto früher kommt es zum irreversiblen Versagen der vitalen Funktionen. Die rasche Entwicklung der intrakraniellen Drucksteigerung bei den akuten Fällen dürfte oft auch zur Folge haben, daß die Verletzten erst in einem relativ fortgeschrittenen Stadium operiert werden können. Dieser Umstand trägt ebenfalls zur Verschlechterung der Prognose der akuten epiduralen Hämatome bei.

Lebensalter und Geschlecht

Eine Aufgliederung der Fälle nach dem Lebensalter läßt hinsichtlich der Mortalität keine Altersabhängigkeit erkennen, die über den Fehler der kleinen Zahl hinausgehen würde (Tab. 2). Der

Tabelle 2. *Lebensalter und Mortalitat bei 43 epiduralen Hamatomen*

Lebensalter	bis 7	8—14	15—21	22—49	50—56	57—63	uber 63
Zahl der Fälle	7	4	9	13	6	3	1
davon gestorben	4	1	—	6	1	—	—

Anteil des weiblichen Geschlechtes mit 7 Fällen von 43 dürfte etwa der unterschiedlichen Unfallexposition der Geschlechter entsprechen.

Lokalisation

Die Aufgliederung der Hämatome nach der Lokalisation (Tab. 3) zeigt, daß 26 Fälle vorwiegend temporal gelegen waren, davon zwei Drittel ausschließlich temporo-lateral bzw. temporo-basal, während ein Drittel sich auch nach parietal ausgebreitet hatte. 9 fanden sich ausschließlich frontal, 6 parietal und 2 occipital. Doppelseitige extradurale Hämatome sowie solche der hinteren Schädelgrube sind in unserem Krankengut nicht vorgekommen.

An Hand des klinischen Bildes allein ist es auch nachträglich nicht möglich, die verschiedenen Hämatomlokalisationen zu diagnostizieren. Selbst zusammen mit dem Röntgenbefund gelingt die Lokalisationsdiagnose nur in etwa der Hälfte der Fälle. Erst

dann, wenn zusätzlich die Karotisangiographie ausgeführt wird,
ist ausreichende diagnostische Sicherheit gegeben.

Tabelle 3. *Lokalisation von 43 epiduralen Hämatomen*

Lokalisation	Zahl der Falle
frontal	9
temporal	19
temporo-parietal .	7
parietal	6
occipital	2

Beziehungen zwischen der Lokalisation und der Entwicklungsgeschwindigkeit der Hämatome sowie zwischen Lokalisation und
Mortalität lassen sich in unserem Krankengut nicht nachweisen.

Klinische Symptomatologie

Häufigstes Symptom des sich entwickelnden Hämatoms war das
Auftreten einer *sekundären Bewußtseinstrübung* (31mal bei 43 Fällen). Bei langdauernder primärer Bewußtlosigkeit ist allerdings
die Bewußtseinslage als Indikator weniger zuverlässig. So gingen
bei 7 weiteren Fällen primäre und sekundäre Bewußtlosigkeit
unmerklich ineinander über.

23mal entwickelte sich eine *Anisokorie*, wobei — wenn eine
Pupillendifferenz bestand — bei rund drei Viertel die homolaterale
und bei einem Viertel die kontralaterale Pupille zum Zeitpunkt
der Klinikaufnahme weiter war. Bei einigen Fällen mit kontralateral weiterer Pupille kann angenommen werden, daß die Patienten sich erst im Stadium der beginnenden intrakraniellen Drucksteigerung befanden. Hier kann, wie dies TÖNNIS beschrieben hat,
zunächst die homolaterale Pupille enger werden. Bei Fortschreiten
der Drucksteigerung erweitert sich anschließend diese Pupille wieder
und wird schließlich maximal weit und lichtstarr. Die kontralaterale Pupille durchläuft dieselben Veränderungen erst zu späterem Zeitpunkt. Zweifellos handelte es sich aber oft auch bei den
als kontralateral erweitert beschriebenen Pupillen um echte Er-
weiterungen, deren Entstehung einem anderen Mechanismus zu-
zuschreiben ist, beispielsweise einer primär traumatisch bedingten
kontralateralen Okulomotoriusschädigung.

11 Fälle hatten eine *Stauungspapille*, bei den akuten Fällen meist
in Form eines beginnenden Papillenoedems, bei den subakuten
häufig mit deutlicher Prominenz.

Streckkrämpfe traten bei 10 und *Atemstörungen* bei 6 Fällen auf.

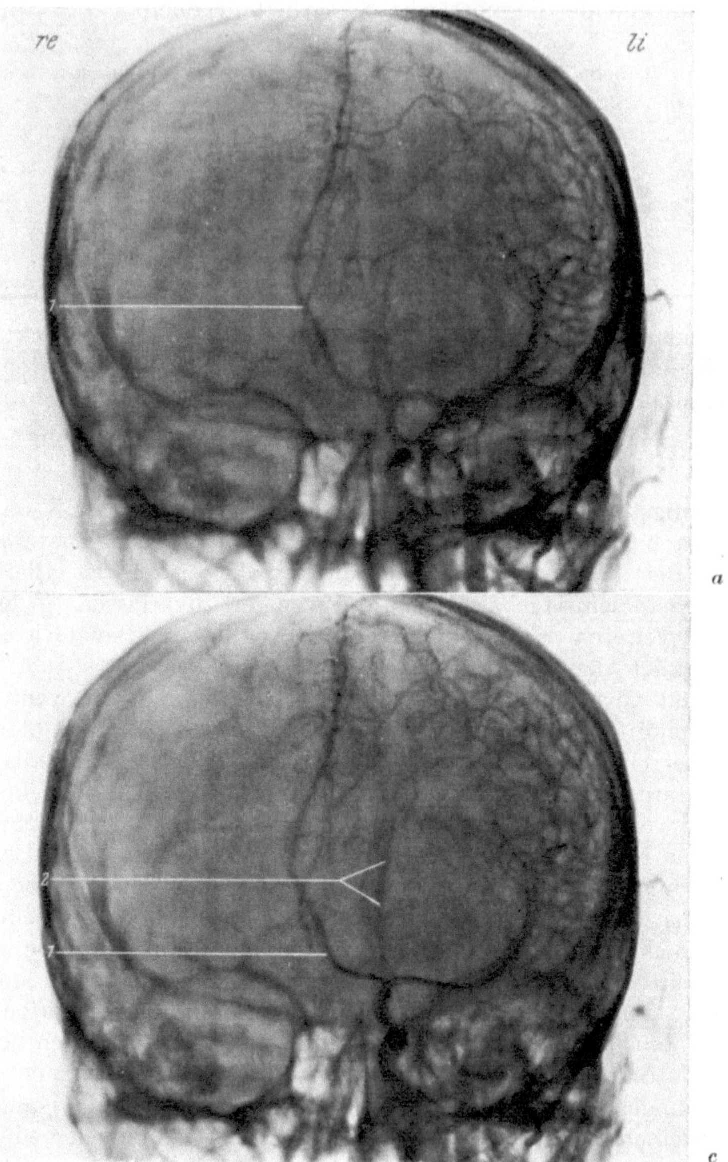

Abb. 1 *a—f*. Fall W. H , Nr. 8579, 19 Jahre alt. *Serienangiogramm bei vereitertem epiduralem Hämatom links frontal. 1.* bogenförmige Verlagerung der A. cerebri anterior nach rechts; *2.* Kontrastmittelanreicherung in der stark vaskularisierten Hämatom- bzw. Abszeßkapsel. Gegen Ende der arteriellen Phase hat die Kapselanfärbung ihr Maximum erreicht, ist aber auch in der venösen Phase noch deutlich zu erkennen. Der Verlauf der Hirngefäße entspricht dem eines frontalen raumbeengenden Prozesses mit bogenförmiger Verlagerung der A. cerebri anterior zur Gegenseite und — in der venösen Phase — relativer Gefäßarmut frontal.

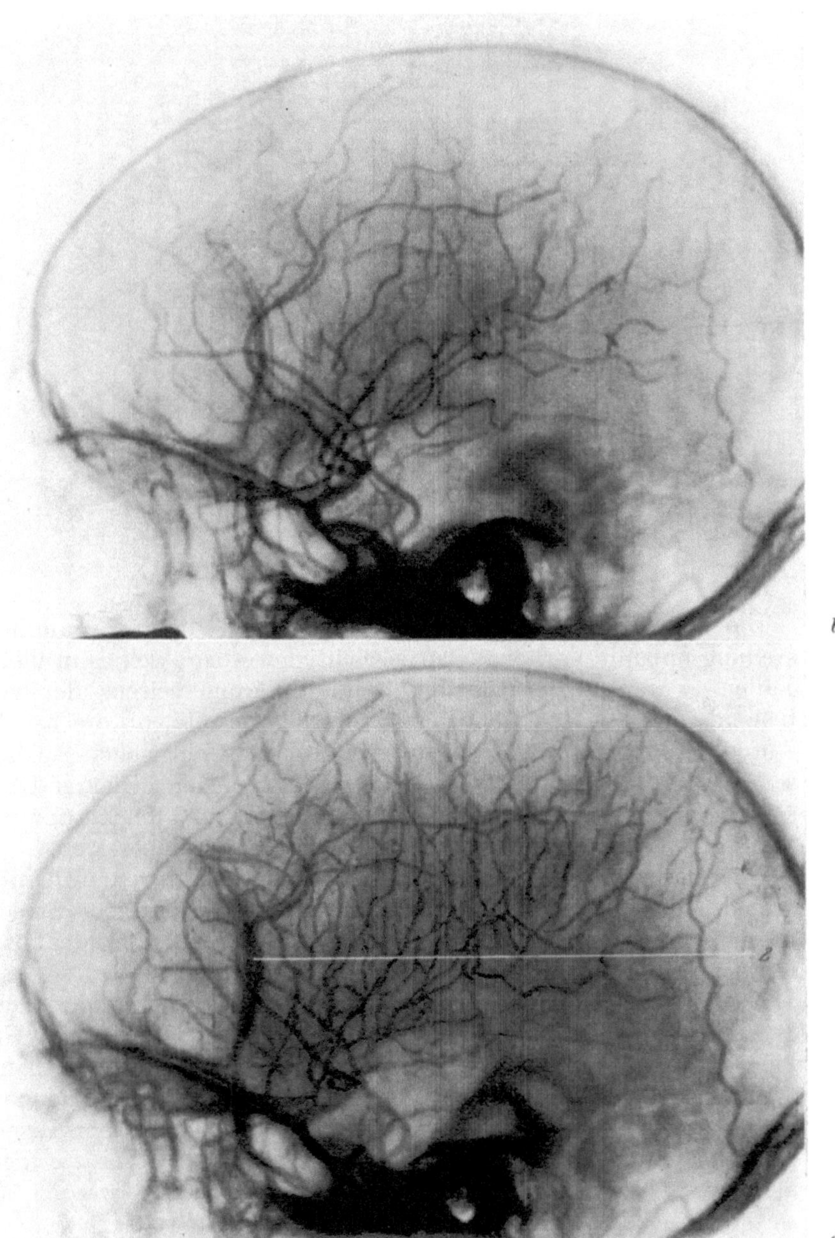

b
d

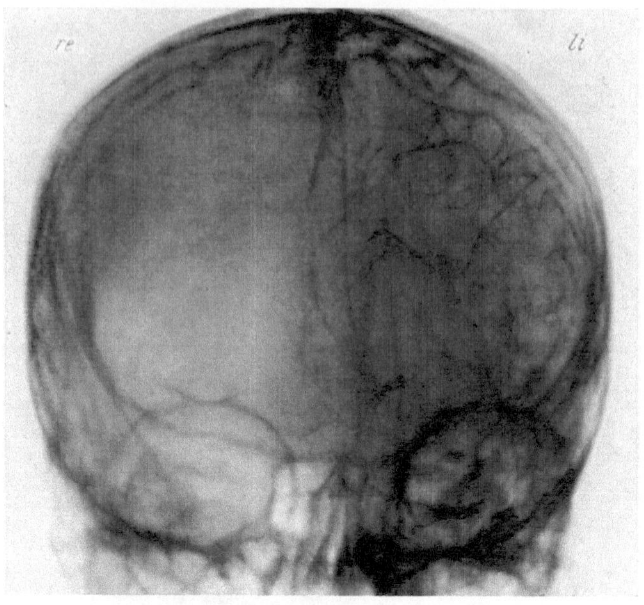

Abb. 1*e*.

Die *neurologischen Herdzeichen* können bei dieser Zusammenstellung nur mit Vorbehalt berücksichtigt werden, weil es in vielen Fällen (wegen unzureichender Befundfixierung seitens der vorbehandelnden Ärzte) nicht geklärt werden konnte, ob die bei der Aufnahme in unserer Klinik festgestellten neurologischen Ausfälle schon unmittelbar nach der Verletzung als Zeichen primärer Hirnschädigung vorhanden, oder ob sie erst sekundär im Zusammenhang mit der Ausbildung des Hämatoms aufgetreten waren.

Innerhalb der beiden Gruppen ergaben sich dahingehend Unterschiede, daß bei den akuten Hämatomen Anisokorien, Streckkrämpfe und Atemstörungen überwogen, während die subakuten relativ häufiger mit Stauungspapille einhergingen.

Das Verhalten der *Pulsfrequenz* war unterschiedlich, ohne sichere Beziehung zur Entwicklungsgeschwindigkeit des Hämatoms. Nur 3mal fand sich bei der Klinikaufnahme eine Pulsfrequenzverlangsamung auf Werte unter 60 pro Minute. 14mal lag die Pulsfrequenz über 90/min. Die später gestorbenen Fälle hatten zwar überwiegend präoperativ eine Pulsfrequenzbeschleunigung, doch kann sie nicht als zuverlässiges prognostisches Kriterium gewertet werden, da sie sich auch bei den Überlebenden gefunden hatte.

Die *Blutdruckwerte* lagen, wenn man das Lebensalter der Patienten berücksichtigt, innerhalb der normalen Schwankungsbreite.

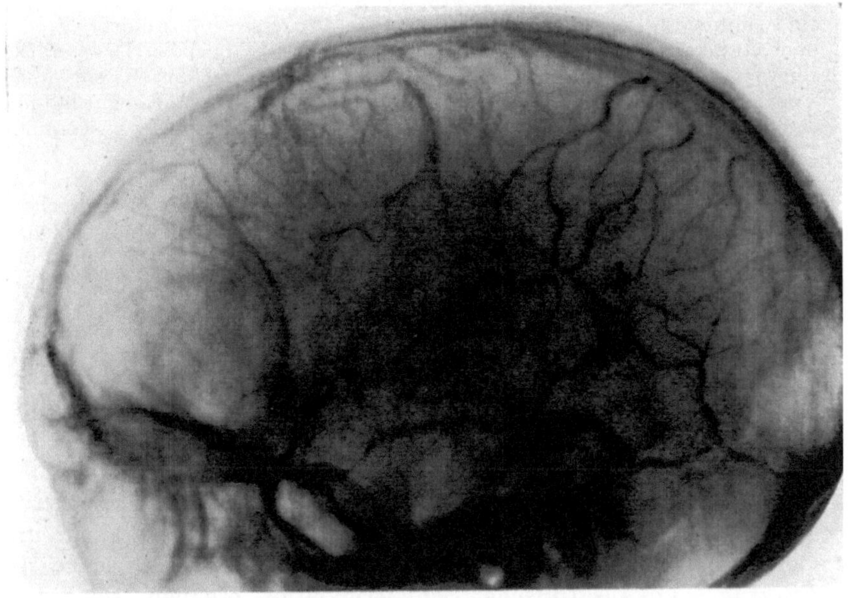

Abb. 1/.

Nur 9mal wurden erniedrigte und einmal ein erhöhter Wert gemessen, ohne daß sich eine Beziehung zur Art des Hämatoms oder zur Prognose herstellen ließ.

Ein ungewöhnlicher Ablauf des klinischen Bildes kann entstehen, wenn es bei einem subakuten epiduralen Hämatom zur Infektion kommt. Eine solche Komplikation ist bei gedeckten Verletzungen nur dann zu erwarten, wenn durch eine Fraktur eine Kommunikation zwischen einer der Nasennebenhöhlen und dem Hämatom entsteht. Wegen seiner Seltenheit soll im folgenden ein eigener Fall beschrieben werden.

Fall W. H., Nr. 8579, 19 Jahre alt.
Verletzung durch Anprall mit dem Kopf gegen die Wand eines Schwimmbeckens. Keine Zeichen primarer Hirnschadigung. 10 Tage spater entwickelte sich eine Weichteilschwellung periorbital links. Es traten subfebrile Temperaturen, Kopfschmerzen, Erbrechen, Doppelbilder und leichte Benommenheit auf. Stationare Aufnahme in der Neurochirurgischen Universitatsklinik Koln am 19. Tag nach der Verletzung. Es fanden sich: periorbitale Weichteilschwellung und geringe Protrusion des linken Auges, Parese des linken M. rectus internus, doppelseitige Stauungspapille und psychische Veränderungen mit Verlangsamung, Schwerbesinnlichkeit und Schlafrigkeit. Das Hirnstrombild ergab einen Deltafokus links frontal. Die Übersichtsaufnahmen des Schadels in 2 Ebenen und Spezialaufnahmen der Nasennebenhohlen waren unauffallig. Vor allem konnten keine Frakturlinien nachgewiesen werden.

Eine linksseitige Karotisangiographie (Abb. 1) zeigte die Veranderungen eines linksseitig frontalen raumbeengenden Prozesses mit Anfärbung eines nach vorn konkaven sichelformigen Streifens, der — wie sich bei der Operation zeigte — stark vaskularisiertem epiduralem Granulationsgewebe entsprach.

Freilegung von einem links frontolateralen Bohrloch aus. Ein gut huhnereigroßes vereitertes epidurales Hämatom frontopolar wurde ausgeräumt. Der Heilverlauf war komplikationslos.

Obwohl sich weder röntgenologisch noch bei der Operation eine Frakturlinie als Verbindung zu den Stirnhöhlen nachweisen ließ, ist es wahrscheinlich, daß es bei dem Unfall zu einer feinen Fissur der Stirnhöhlenruckwand gekommen war und daß auf diesem Wege die Infektion des subakuten epiduralen Hamatoms entstanden ist.

Röntgenaufnahmen des Schädels

Bei 28 Fällen (65%) waren *Frakturen* im Bereiche des Hirnschädels röntgenologisch nachweisbar. Mit nur einer Ausnahme lagen alle Hämatome auf der Seite der Fraktur. Meist konnte man auf den Röntgenaufnahmen erkennen, daß die Frakturlinie einen Gefäßkanal kreuzte. Das Hämatom lag dann immer in diesem Bereich bzw., wenn eine solche Kreuzung zwischen Fraktur und Gefäßkanal nicht nachweisbar war, zumindest im Bereiche der Fraktur. Lokalisatorische Schwierigkeiten ergaben sich diesbezüglich nur bei 3 sehr ausgedehnten, von frontal bis occipital reichenden Frakturen, die notwendig mehrere Gefäßkanäle durchschnitten und bei denen das Hämatom einmal frontal, einmal parietal und einmal occipital gelegen war.

Positiv ausgedrückt ist zu sagen, daß die Lokalisation des Hämatoms bei über der Hälfte aller Fälle aus dem Röntgenbild abgelesen werden kann. Andererseits kann aus dem röntgenologischen Nachweis einer Frakturlinie, auch wenn sie einen Gefäßkanal kreuzt, für sich allein, ohne entsprechende klinische Erscheinungen, nicht auf ein Hämatom geschlossen werden.

Karotisangiographie

Bei 36 Patienten wurden Karotisangiographien ausgeführt. 3 der nicht angiographierten Fälle gehören der Zeit vor Anwendung der perkutanen Methode an. Bei 2 weiteren war bereits beim Eintreffen der Patienten in der Klinik ein Atemstillstand eingetreten, so daß für keinerlei diagnostische Maßnahmen mehr Zeit blieb. Auch bei den übrigen 2 Fällen erschien der Zustand so fortgeschritten und bedrohlich, daß wir damals glaubten, den Patienten die Angiographie nicht mehr zumuten zu können. Es sei vorweg gesagt, daß wir heute, auf Grund der inzwischen gesammelten Erfahrungen, die letzten beiden Fälle doch angiographieren würden. In Intubationsnarkose ausgeführt, wodurch

Atmung und Sauerstoffversorgung gesichert sind, bedeutet die Angiographie keine wesentliche Belastung, und der geringe Zeitverlust steht in keinem Verhältnis zu dem Gewinn durch die größere diagnostische Sicherheit. Das beweist z. B. der eine der beiden letzterwähnten Fälle, bei dem wegen einer kontralateral zum Hämatom erweiterten Pupille zunächst auf der falschen Seite trepaniert und erst nach Anlegen eines weiteren Bohrloches das frontal gelegene Hämatom gefunden und entleert werden konnte. Die doppelseitige Trepanation und der damit verbundene Zeitverlust sowie die Gefahr, bei atypischem Sitz trotz mehrerer Bohrlöcher ein Hämatom zu übersehen, wiegen sicher schwerer als die in geübten Händen rasche und gefahrlose Kontrastmittelinjektion in die Karotis.

Die Frage der Gefährdung des Patienten durch die Karotisangiographie ist von Tonnis und Schiefer an Hand der Schrifttumsberichte über mehr als 12 000 Angiographien und der eigenen Erfahrungen bei 3600 Angiographien eingehend untersucht worden. Die Gesamtmortalität liegt unter Einschluß auch älterer Veröffentlichungen (mit dem in der Entwicklungsphase einer solchen Methode notwendig höheren Risiko) bei 0,23%, die Häufigkeit bleibender Ausfälle bei 0,24%. Diese geringe mögliche Gefährdung steht in keinem Verhältnis zu dem Gewinn an diagnostischer und damit auch therapeutischer Sicherheit. Nicht nur bei Verdacht auf ein traumatisches intrakranielles Hämatom, sondern auch bei andersartigen raumbeengenden Prozessen und zerebralen Gefäßkrankheiten ist die Anwendung dieser Untersuchungsmethode zur Voraussetzung der Therapie geworden.

Eine ausführliche Darstellung der angiographischen Befunde unseres Krankengutes haben Friedmann, Schmidt-Wittkamp und Walter kürzlich an anderer Stelle veröffentlicht. Bezüglich der Einzelheiten kann darauf verwiesen werden.

Folgende Befunde sind von diagnostischer Bedeutung:

Temporale epidurale Hämatome (siehe Abb. 2 und 3): Im sagittalen Bild sieht man meist eine Parallelverschiebung, manchmal auch eine leicht bogige Verlagerung der A. cerebri ant. zur Gegenseite. Auch die Karotisteilungsstelle ist nach medial verschoben. Der horizontale Schenkel der A. cerebri media steigt schräg nach oben lateral an. Dabei entsteht, am besten sichtbar während der arteriellen Phasen des Serienangiogramms, ein gefäßfreier Raum zwischen der knöchernen Schädelbegrenzung und den Hirngefäßen, der eine Art Negativ des Hämatoms darstellt. Je nach Lokalisation des Hämatoms liegt dieser gefäßfreie Spalt lateral des Temporallappens (Abb. 2) oder mehr an der Basis der mittleren Schädelgrube (Abb. 3). Er ist in einigen Fällen nur schwer zu erkennen, weil sich teils Äste der A. carotis externa, teils weiter rückwärts gelegene Hirngefäße hineinprojizieren.

Im seitlichen Bild ist immer eine Anhebung der Karotisteilungs-

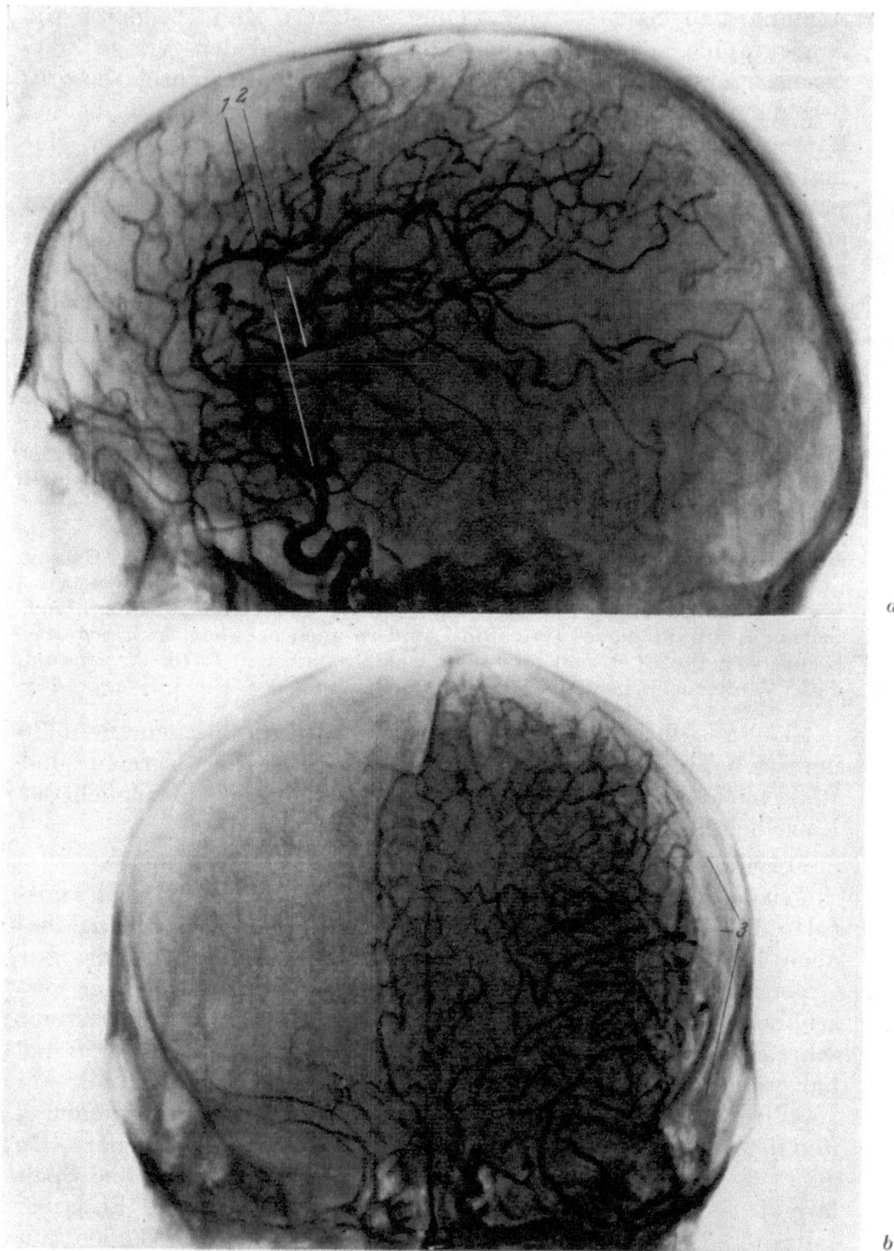

a

b

Abb. 2 *a—c.* Fall Sch. F., Nr. 7044, 35 Jahre alt. *Beispiel eines temporalen epiduralen Hämatoms. 1.* Die Karotisteilungsstelle ist nach vorn und oben verlagert. *2.* Die A. cerebri media ist nach oben verlagert, bei winkeligem Verlauf. *3.* Man erkennt sowohl in der arteriellen wie auch in der venösen Phase deutlich die hämatombedingte Abdrängung der Hirngefäße von der Schädelkalotte.

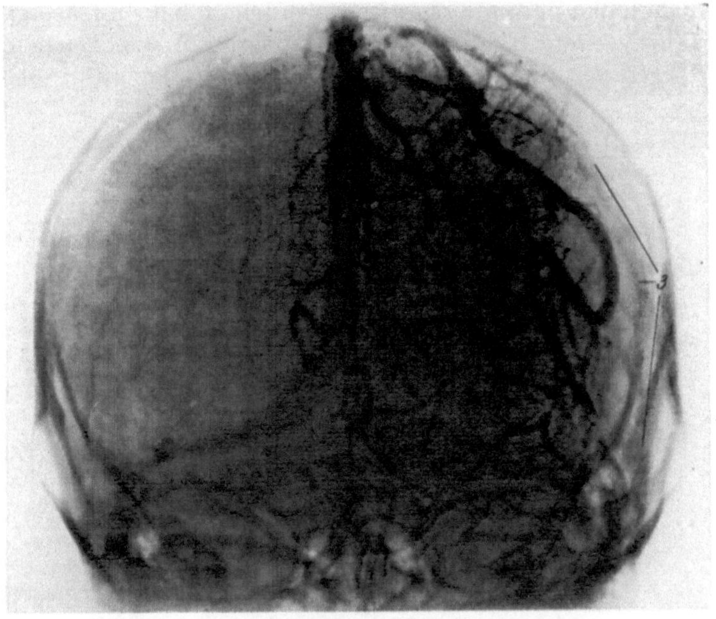

Abb 2c

stelle mit Aufbiegung des Karotissyphons zu erkennen. Die Mediagruppe ist nach oben verlagert, bei teils bogenförmigem (Abb. 3),
teils winkeligem (Abb. 2) Verlauf. Die Seitenbilder entsprechen,
wenn man von der Aufbiegung des Karotissyphons absieht,
die beim temporalen intrazerebralen Hämatom meist fehlt,
völlig denen, wie sie auch bei temporalen intrazerebralen Hämatomen gefunden werden. Die sagittalen Aufnahmen erlauben von
der Art der Gefäßverlagerung her keine Differenzierung von basalen
epiduralen und temporalen intrazerebralen Hämatomen. Hier bietet
sich als einziges Unterscheidungsmerkmal der gefäßfreie Raum
zwischen Hirnoberfläche und Schädelknochen. Die Differentialdiagnose kann schwierig sein, wenn die Abdrängung der Gefäße
vom Schädelknochen nicht sicher zu erkennen ist.

Frontale epidurale Hämatome (siehe Abb. 4): Das sagittale Bild
zeigt regelmäßig eine bogenförmige Verlagerung der A. cerebri
anterior zur Gegenseite. Der horizontale Mediaschenkel ist nicht
angehoben. Abdrängungen der Hirngefäße von der Schädelkalotte
finden sich nicht.

Das seitliche Bild läßt einen gestauchten Karotissyphon mit
nach hinten unten verlagerter Teilungsstelle und eine Gefäßarmut
im Frontalbereich als typischen Befund erkennen. Es muß aller-

dings schon hier darauf hingewiesen werden, daß die intrazerebralen
frontal gelegenen Hämatome im Angiogramm die gleichen Veränderungen verursachen und deshalb differentialdiagnostisch nicht

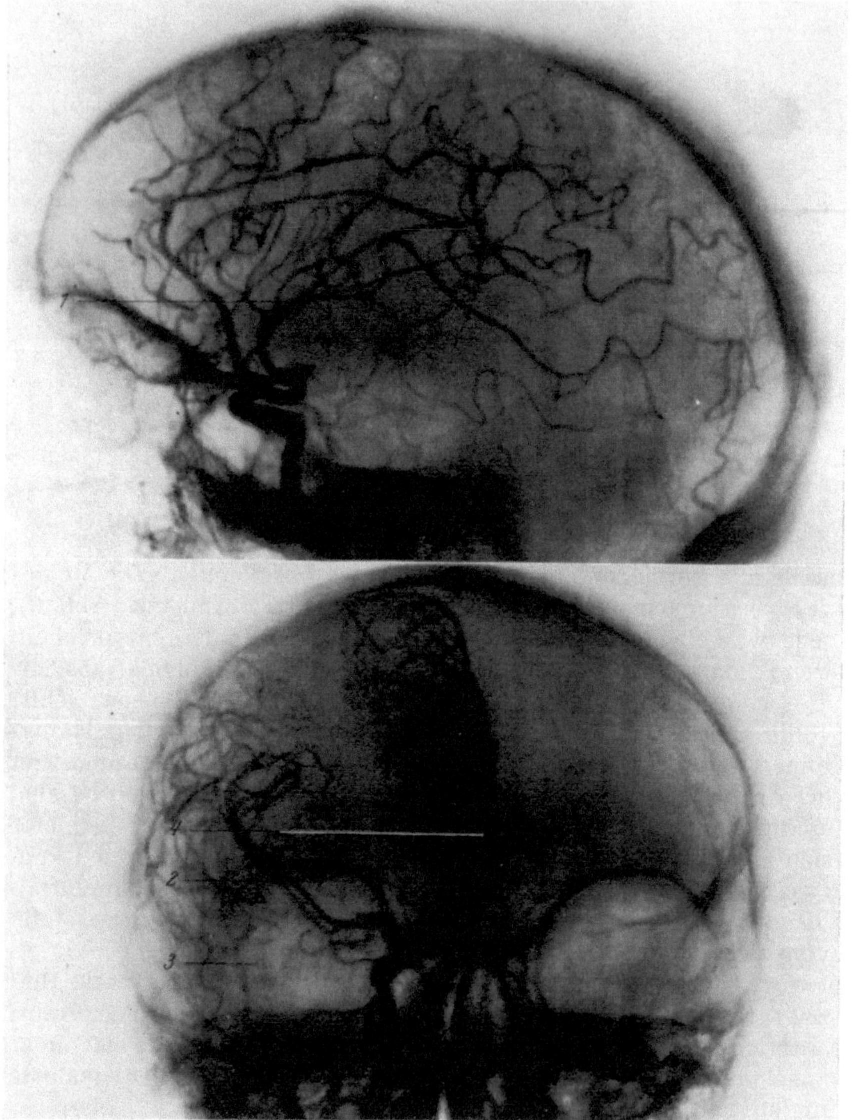

Abb 3 *a* u. *b*. Fall B. M , Nr 8996, 64 Jahre alt. *Beispiel eines temporo-basal gelegenen epiduralen Hämatoms. 1.* A. cerebri media deutliche bogenförmige Anhebung. *2.* A. cerebri media. der horizontale
Schenkel steigt schräg nach oben lateral an. *3* Gefäßfreier Raum temporo-basal, dem Hämatom entsprechend. *4.* Parallelverschiebung der A. cerebri anterior zur Gegenseite.

sicher abgegrenzt werden können. Aus diesem Grunde empfiehlt
es sich, in solchen Fällen immer einen osteoplastischen Lappen und
nicht nur ein Bohrloch anzulegen. Damit gewinnt man einen genügend großen Zugang, um auch eine im Frontallappen gelegene
Blutung schonend entleeren zu können.

Parietale epidurale Hämatome: Sie sind von allen epiduralen
Hämatomen im Angiogramm am leichtesten zu erkennen, weil
sich bei dieser Lokalisation die hämatombedingte Abdrängung der
Hirngefäße von der Schädelkalotte frei von Überlagerungen darstellt. Die Hämatome liegen meist weit lateral und reichen in der
Regel auch über den oberen Temporalbereich. Im Gegensatz zu
den akuten und subakuten subduralen Hämatomen, die sich meist
flächenhaft über die ganze Hemisphäre bis zur Mittellinie hinauf
ausbreiten, reicht das epidurale Hämatom nie so weit nach oben.
Differentialdiagnostische Schwierigkeiten können sich deshalb
praktisch nicht ergeben.

Die A. cerebri ant. ist in der Regel parallel zur Gegenseite verschoben. Der horizontale Mediaschenkel verläuft abweichend von
dem Verhalten bei temporaler Lokalisation, nicht aufsteigend.

Occipitale epidurale Hämatome (siehe Abb. 5): Sie sind am schwie-
rigsten zu erkennen. Bei der rein occipitalen Lokalisation kann
jede Verlagerung der A. cerebri anterior fehlen. Parieto-occipitale
und temporo-occipitale Hämatome machen eine relativ geringe
Parallelverschiebung. Die Abdrängung der Hirngefäße von der
Schädelkalotte ist nur als ganz schmale Sichel kenntlich, ent-
sprechend der Lokalisation des Hämatoms hinter der größten
Querausdehnung von Schädel und Gehirn. Regelmäßig ist bei
unseren Fällen ein nach medial konvex verlaufendes Gefäß zur
Darstellung gekommen, das als Randgefäß die hämatombedingte
Eindellung der Hirnoberfläche sichtbar macht. Dem Sitz des
Hämatoms entsprechend findet sich hier auch eine geringere
Kontrastmittelanfärbung des Gehirns.

Den von LINDGREN als einziges sicheres Zeichen eines epiduralen
Hämatoms beschriebenen Spalt zwischen Sinus longitudinalis superior und Schädelkalotte haben wir — unabhängig von der Lokalisation des Hämatoms — insgesamt 7mal gefunden. Ein solcher
Befund ergibt sich aber auch gelegentlich bei Patienten, die mit
Sicherheit kein epidurales Hämatom haben, bedingt durch eine
rinnenförmige Eindellung des Schädelknochens entsprechend dem
Verlauf des Sinus. Auf diese Möglichkeit diagnostischer Irre-
führung soll deshalb ausdrücklich hingewiesen werden.

Die angiographische *Bestimmung der Durchflußgeschwindigkeit
des Kontrastmittels* zeigte bei 11 von den 36 angiographierten Pa-

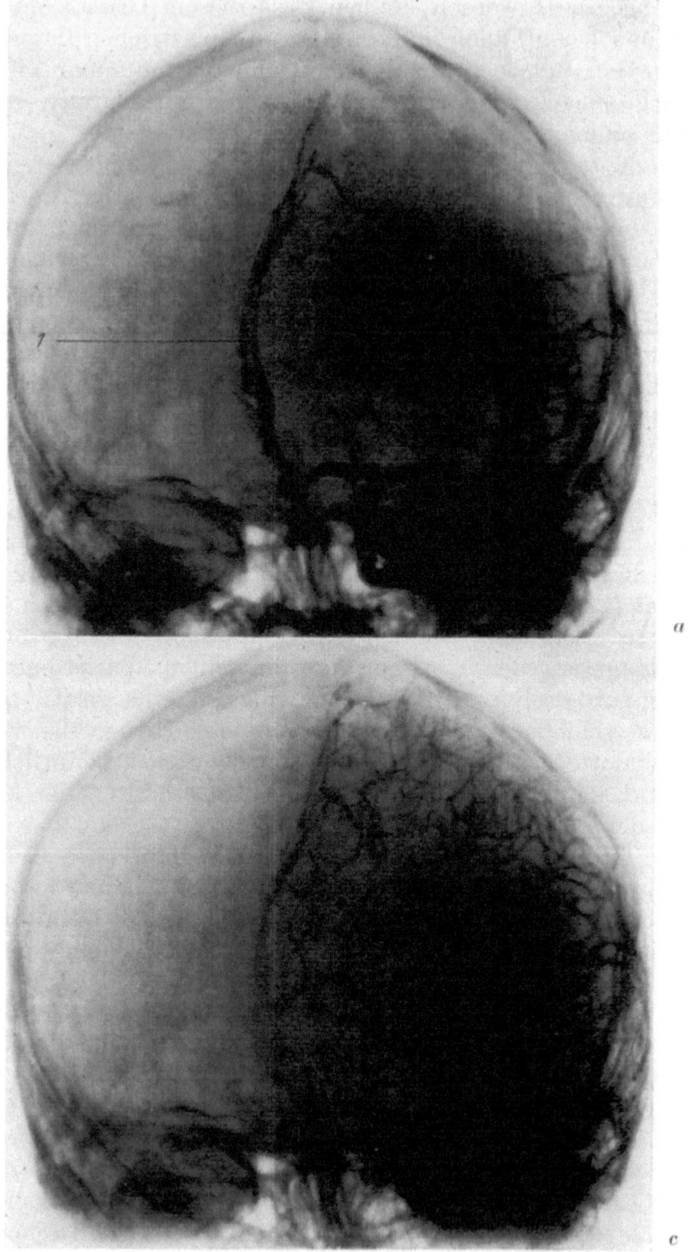

Abb. 4 *a—d*. Fall S. F., Nr. 6468. 18 Jahre alt. *Beispiel eines frontal gelegenen epiduralen Hämatoms*.
1. Bogenförmige Verlagerung der A. cerebri anterior zur Gegenseite. *2.* Abwärtsverlagerung der
A. cerebri media   *3.* Relative Gefäßarmut frontal (beginnende venöse Phase).

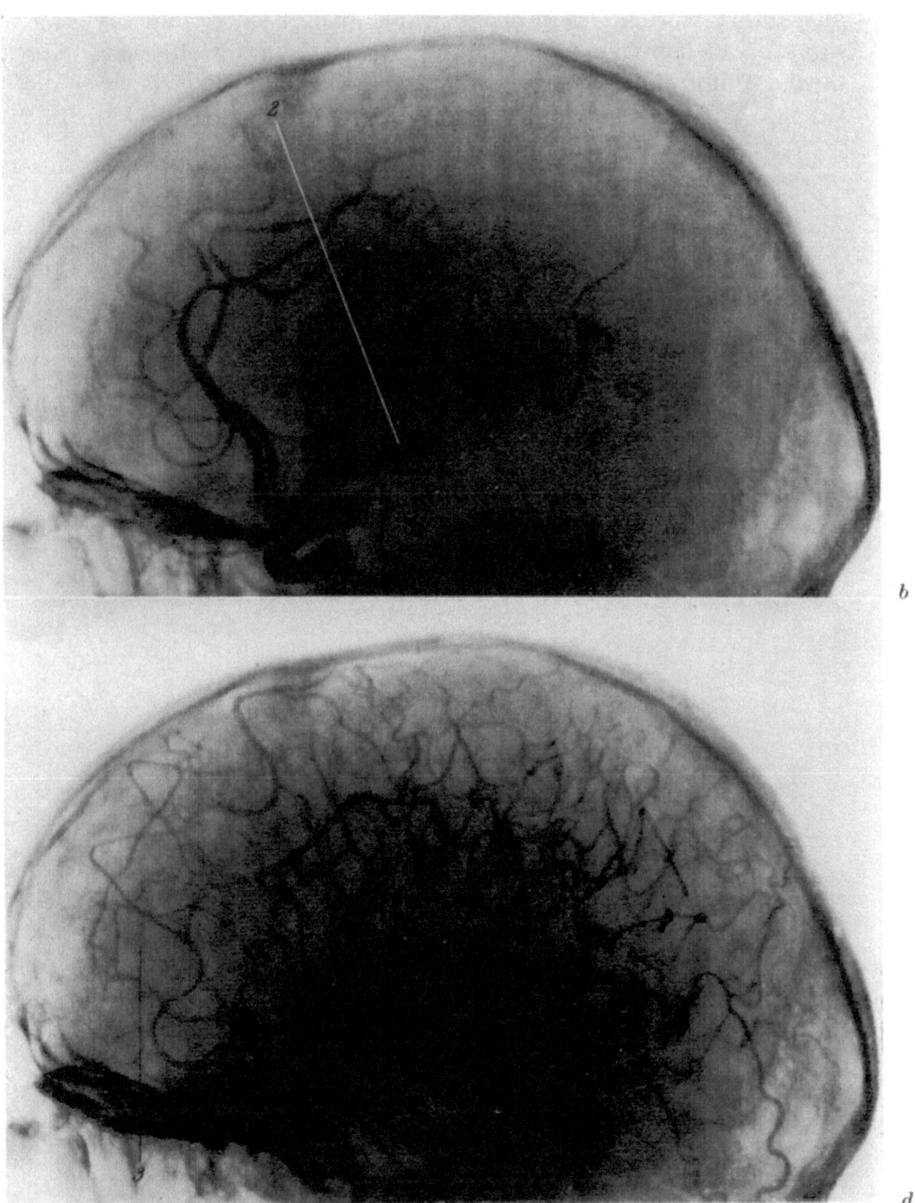

Abb. 4 *b* u. *d.*

tienten eine deutliche Zirkulationsverlangsamung auf Werte über
7—8 sec. Einschränkend muß allerdings gesagt werden, daß nur
Serienangiographien mit 4 simultanen Aufnahmen in 2 Ebenen

ausgeführt wurden (Serienangiograph nach TÖNNIS und BERGER-
HOFF). Zur genauen Bestimmung der Durchflußzeit wäre eine
raschere und umfassendere Bildfolge, wie sie beispielsweise die
Odelka-Kamera ermöglicht, notwendig. Wir können deshalb nur

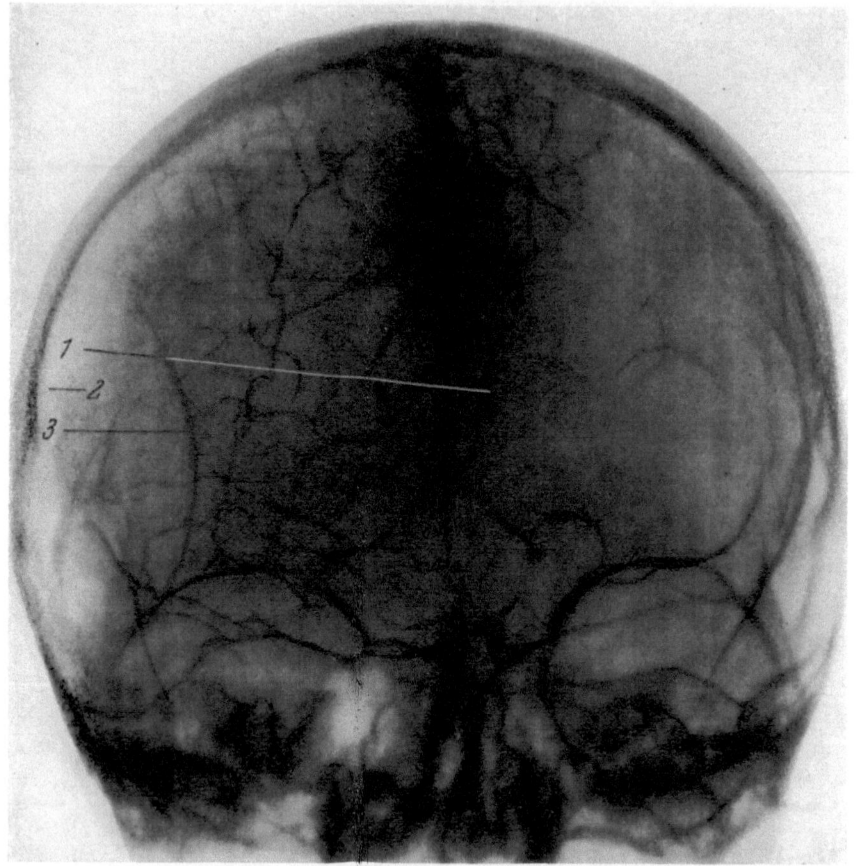

Abb. 5. Fall W. W., Nr. 4964, 24 Jahre alt. *Beispiel eines occipitalen epiduralen Hämatoms. 1.* Parallelverschiebung der Gefäße zur Gegenseite. *2.* Kaum erkennbare Abdrangung der Gefäße von der
Schädelkalotte. *3.* Eine bogenformige, nach medial verlagerte kortikale Vene läßt die Begrenzung
des Hämatoms erkennen.

grobe Veränderungen erfassen. Die Häufigkeit geringerer Zirkulationsstörungen dürfte, wie dies TÖNNIS und SCHIEFER am
Beispiel intrakranieller Drucksteigerungen anderer Genese nachweisen konnten, höher liegen.

Mit den sich aus diesen methodischen Unzulänglichkeiten ergebenden Vorbehalten läßt sich aussagen, daß wir weder Be-

ziehungen zwischen dem Auftreten einer Zirkulationsverlangsamung und dem Lebensalter der Patienten noch zwischen den Zirkulationsverhältnissen und der Mortalität feststellen konnten. Lediglich zur Bewußtseinslage ergab sich eine deutliche Relation. Von den 5 Patienten mit Zirkulationsverlangsamung waren 4 bewußtlos und einer somnolent, während bei den Fällen ohne grobe Zirkulationsstörung weniger als die Hälfte bewußtlos waren.

Luftfüllung der Liquorräume

Nur bei einem Fall ist eine Hirnkammerluftfüllung ausgeführt worden (Ventrikulographie), weil das Angiogramm keinen eindeutigen Befund ergeben hatte. Die Aufnahmen zeigten eine Einengung des linken Seitenventrikels von lateral her. Bei der anschließenden Freilegung fand sich ein epidurales Hämatom im Bereiche der Fissura Sylvii.

Elektrenzephalographische Befunde

Hirnelektrische Untersuchungen konnten wegen des meist sehr schweren Krankheitsbildes und der Notwendigkeit, ohne Zeitverlust zur diagnostischen Klärung und operativen Behandlung zu kommen, nur ausnahmsweise präoperativ durchgeführt werden. Wir verfügen infolgedessen nur über 12 präoperative EEG-Befunde. 10mal fanden sich neben Allgemeinveränderungen Herdzeichen in Form eines Delta-Fokus auf der Seite des Hämatoms, chne daß in jedem Falle eine genauere Lokalisation bzw. die Differentialdiagnose gegen eine Hirnkontusion möglich gewesen wäre. Die restlichen 2 Fälle wiesen nur Allgemeinveränderungen ohne sichere Seitenbetonung auf.

Behandlung

Die *operative Entleerung* der Hämatome erfolgte meist von einem Bohrloch aus, das mit dem Luer erweitert wurde (35 Fälle). 8mal wurde in Form eines osteoplastischen Lappens trepaniert. Bei mehr als drei Viertel der Fälle fand sich als Blutungsquelle eine Zerreißung der A. meningea media bzw. einer ihrer Äste. Die Blutung wurde regelmäßig durch Koagulation gestillt. 12mal konnte die Blutungsquelle nicht gefunden werden, da die Blutung bereits unter dem Druck des Hämatoms zum Stehen gekommen war.

Trepanationen an falscher Stelle sind 2mal ausgeführt worden. Beide Fälle liegen länger zurück und fallen in die Zeit vor Anwendung der Angiographie. Davon handelte es sich einmal um ein frontal gelegenes Hämatom, welches nicht gefunden werden konnte und deshalb ad exitum kam. Im 2. Fall, ebenfalls ein frontales Hämatom, wurde zunächst auf der falschen Seite trepaniert, weil eine zum Hämatom kontralaterale traumatische Opticusschädigung als solche erst später — nach Aufhellung des Bewußtseins — erkennbar war und die damit verbundene Pupillenerweiterung irrtümlich als Hinweis auf die Seite des Hämatoms gewertet worden war. In diesem Fall wurde anschließend sofort auch auf der anderen Seite trepaniert, so daß das Hämatom entleert und der Patient gerettet werden konnte. Seit regelmäßiger Anwendung der Angiographie sind solche Schwierigkeiten nicht mehr vorgekommen.

Wie bei allen Schwerverletzten sind auch bei Patienten mit Hämatomverdacht ausreichende *Kreislaufstabilisierung* und *Sicherung der Sauerstoffversorgung* unabdingliche Voraussetzung für die Durchführung diagnostischer und therapeutischer Maßnahmen. Wir haben deshalb in den letzten Jahren bei allen akuten Fällen zunächst eine intravenöse Infusion mit hochmolekularer Lösung bzw. Blut oder Serum angelegt. Röntgenaufnahmen, Angiographie und Operation wurden in Intubations-Narkose ausgeführt, und zwar deshalb, weil die Intubation es ermöglicht, die Atemwege frei zu machen, Sauerstoff zuzuführen und im Falle eines plötzlichen Atemstillstandes künstlich zu beatmen. Bei rasch progredienter intrakranieller Drucksteigerung darf allerdings durch die Schockbekämpfung keine zusätzliche Zeit verloren werden. Man kann dann unter Umständen gezwungen sein, die Auffüllung des Kreislaufes erst während der Angiographie und Operation vorzunehmen. Dabei ist zu berücksichtigen, daß Kinder hinsichtlich des Kreislaufes besonders gefährdet sind. Wir haben früher 3 Kinder kurz nach der Hämatomentleerung am Kreislaufkollaps verloren, weil eine entsprechende Vorbehandlung mit Infusionen noch nicht die Regel war.

Folgt bei bewußtlosen Patienten der Hämatomentleerung nicht rasch eine Besserung der Reaktionslage, so ist die Tracheotomie unbedingt erforderlich.

Zeichen intrakraniellen Unterdruckes haben wir — im Gegensatz zu den Patienten mit subduralen Hämatomen — nach Entleerung der epiduralen Hämatome bei unseren Patienten nicht gesehen.

Mortalität

Von unseren 43 Fällen sind 12 postoperativ gestorben. Das entspricht einer Mortalität von 28%. Die Todesfälle betrafen ausschließlich die akute Gruppe (siehe Tab. 1 u. S. 3). Bei Aufgliederung der Fälle nach dem Lebensalter haben sich keine über den Fehler der kleinen Zahl hinausgehenden Unterschiede erkennen lassen (Tab. 2).

Katamnesen

Von den 31 überlebenden Patienten liegen 12 Fälle zu kurz zurück, so daß ein Urteil über evtl. verbleibende Störungen noch nicht möglich ist. Das Schicksal von 3 weiteren Fällen ist uns nicht bekannt. Wir verfügen demnach über verwertbare Katamnesen von 16 Fällen.

Es ist zunächst festzustellen, daß sich bei der Hälfte der Überlebenden die anfänglichen neurologischen Ausfälle bis zur Klinikentlassung vollständig zurückgebildet hatten (11 Fälle mit 10 Katamnesen). Diese Patienten wurden alle wieder uneingeschränkt arbeitsfähig, mit einer Ausnahme, wo als Folge eines unfallunabhängigen internen Leidens Arbeitsunfähigkeit bestand.

Von den Patienten, deren neurologische Ausfälle bei der Klinikentlassung noch nicht rückgebildet waren (10 Fälle mit 6 Katamnesen) wurden nur ein Drittel (2 Fälle) uneingeschränkt arbeitsfähig, während bei den übrigen die Leistungsfähigkeit vermindert blieb, 3mal wegen psychischer Veränderungen, Hirnleistungsschwäche und Parese bzw. Sprachstörung, einmal wegen einer geringen spastischen Restparese.

Das Lebensalter der Patienten und die Verlaufsform sowie die Lokalisation der Hämatome waren in unserem Krankengut ohne erkennbaren Einfluß auf die Rückbildung der Ausfälle und Beschwerden. Prognostisch entscheidend war lediglich, ob sich die anfänglichen Störungen rasch, noch während der Klinikbehandlung, zurückbildeten oder nicht. In Analogie zu den primären traumatischen Hirnschädigungen, deren Prognose ebenfalls nur aus der Rückbildungsdauer der initialen Ausfälle gestellt werden kann (TÖNNIS, LOEW) wird man annehmen dürfen, daß auch bei den Hämatomen die rasch rückbildungsfähigen Symptome auf einer reversiblen Funktionsstörung des Gehirns beruhen, während den länger bestehenbleibenden Ausfällen Substanzzerstörungen entsprechen.

Als seltene Komplikation des postoperativen Heilverlaufes kann es, wie ein eigener Fall zeigt, im Zusammenhang mit einer Wundheilungsstörung zum Auftreten von *Verkalkungen im ehemaligen Hämatombereich* kommen. Im folgenden soll der Fall kurz beschrieben werden.

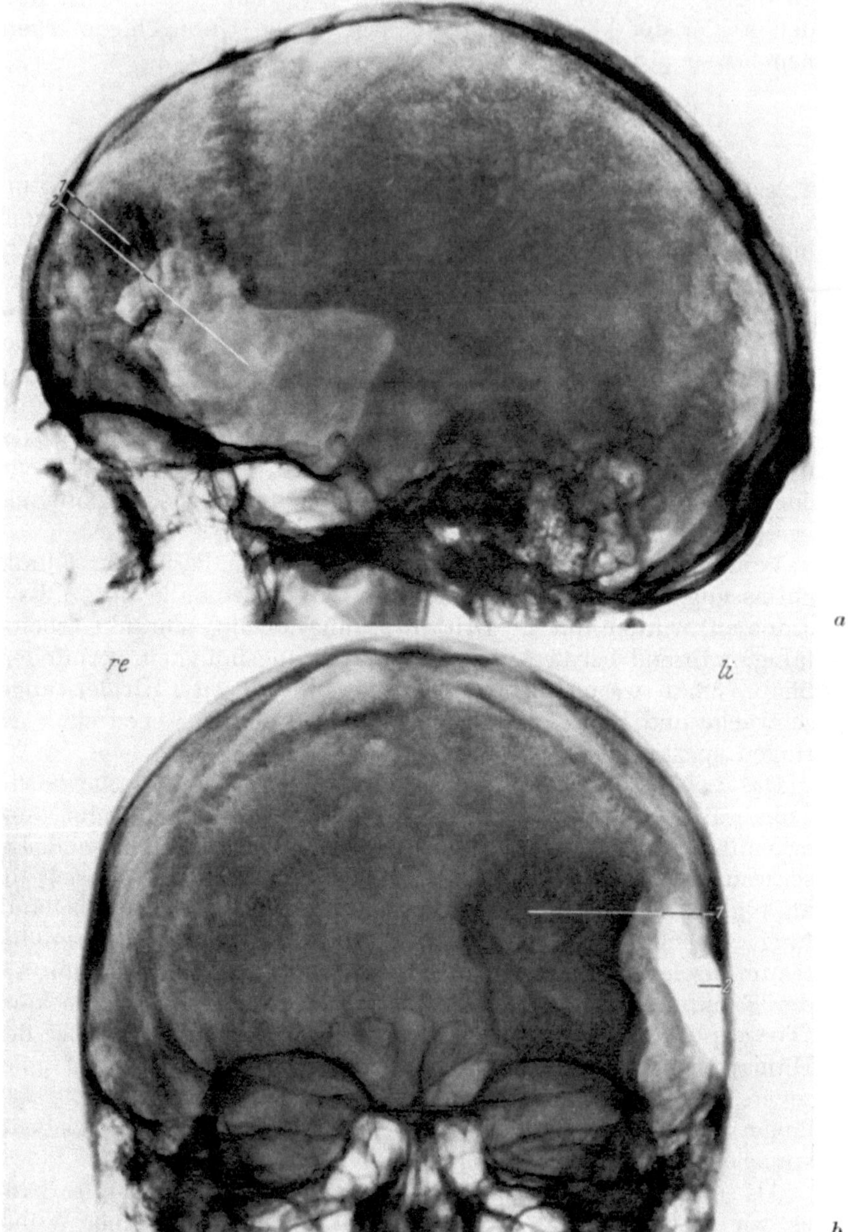

Abb. 6 *a* u. *b*. Fall H. M., Nr. 8280, 22 Jahre alt. *Intrakranielle Verkalkung nach Entleerung eines frontalen epiduralen Hämatoms mit nachfolgender Wundheilungsstörung.* 1. Verkalkungen im ehemaligen Hamatombereich. 2. Trepanationslucke.

Fall H. M., Nr. 8280, 22 Jahre alt[1].

Vor 2 Jahren Sturz infolge Mopedunfalles. Nach kurzer initialer Bewußtlosigkeit trat eine sekundare Bewußtseinsstorung auf, die Ausdruck eines
links frontal gelegenen epiduralen Hamatoms war. Das Hamatom wurde
auswarts von einer links frontotemporalen osteoklastischen Trepanation aus
entleert. Eine Wundheilungsstorung mit langer anhaltender Fisteleiterung
machte mehrere Wundrevisionen erforderlich. Wegen stärkerer Kopfschmerzen und auftretender Anfalle suchte der Patient unsere Klinik auf.

Es fanden sich: eine tief eingezogene Narbe uber einem Knochendefekt
links fronto-temporal, hirnelektrisch nachweisbare lokale Funktionsstorun-
gen ohne krampfspezifische Ablaufe und rontgenologisch neben dem operativ
gesetzten Knochendefekt eine fast apfelgroße Verkalkung links frontal
(Abb. 6), dem Sitz des ehemaligen Hamatoms entsprechend.

Das verkalkte Gewebe wurde operativ entfernt, desgleichen narbige Veränderungen im linken Frontallappen. Der Heilverlauf war ungestort.

Die Verkalkung durfte in diesem Fall dem Granulationsgewebe zuzuordnen sein, das sich im alten Hamatombett als Folge der Wundinfektion
gebildet hatte.

2. Subdurale Hämatome

Unterteilung nach der Verlaufsform

Ähnlich wie bei den epiduralen sind auch bei den subduralen
Hämatomen Symptomatologie und Prognose von dem Zeitintervall
zwischen der Verletzung und dem Auftreten der ersten hämatombedingten Erscheinungen abhängig. Am häufigsten sind die chro-

Tabelle 4. *Die Mortalitat der subduralen Hämatome
in Abhängigkeit vom Zeitpunkt des Beginnes der Hamatomsymptomatologie*

Beginn der Symptomatologie	bis 3 Tage	3 Tage — 6 Wochen	uber 6 Wochen
Zahl der Falle 107	30	33	44
davon gestorben 23 = 21%	15 = 50%	5 = 15%	3 = 7%

nischen subduralen Hämatome, die erst mehr als 6 Wochen nach
dem Trauma als raumfordernder intrakranieller Prozeß in Erscheinung treten. Weniger geläufig ist, daß auch innerhalb der ersten
3 Tage (akutes subdurales Hämatom) und zwischen 3 Tagen und
6 Wochen (subakutes subdurales Hämatom) gar nicht so selten
subdurale Hämatome manifest werden und operatives Eingreifen
erfordern (Tab. 4).

Die subduralen Hämatome müssen zeitlich anders unterteilt werden als die epiduralen, deren Entwicklung bei meist arterieller
Blutungsquelle insgesamt rascher abzulaufen pflegt, so daß sich

---

[1] Dieser Fall ist in der Gesamtzahl nicht enthalten, da die Erstversorgung
des Hämatoms nicht bei uns ausgefuhrt worden war.

schon bei kürzeren Intervallen zwischen Trauma und Hämatommanifestation Unterschiede hinsichtlich der Symptomatologie und Prognose ergeben. Bei den subduralen Hämatomen dagegen, die in der Regel auf venösen Blutungen beruhen, ließen sich an unserem Krankengut innerhalb der in den ersten 3 Tagen manifest werdenden Hämatome keine wesentlichen Unterschiede hinsichtlich des klinischen Bildes und der Mortalität feststellen, so daß alle diese Fälle als einheitliche Gruppe zusammengefaßt werden konnten. Die Mortalität betrug hier 50%. Sie sank bei den subakuten Fällen auf 15%, bei den chronischen auf 7%.

Von den chronischen subduralen Hämatomen wurden 30 (68%) zwischen 6 Wochen und 3 Monaten manifest. 23% fielen auf den Zeitraum zwischen 3 und 6 Monaten nach dem Trauma. 3 weitere Fälle hatten einen Unfall in der Anamnese, der zwischen 1 und 2 Jahren zurücklag. Ein Fall läßt sich bezüglich des Intervalls

Tabelle 5. *Verhalten der primären Bewußtlosigkeit bei 107 subduralen Hämatomen*

Beginn der Symptomatologie	bis 3 Tage	3 Tage — 6 Wochen	uber 6 Wochen
nicht bewußtlos	13	17	23
bis 1 Std. bewußtlos	4	11	17
1—6 Stdn.	3	4	3
6—12 Stdn.	—	—	—
uber 12 Stdn.[1]	10	1	1
Gesamtzahl der Fälle	30	33	44

[1] Diese Gruppe umfaßt auch die Falle, die ohne freies Intervall bis zur Operation bewußtlos geblieben sind.

nicht einordnen, da mehrere Verletzungen als Ursache in Betracht kommen. Es erscheint fraglich, ob die angeschuldigten Gewalteinwirkungen bei den 3 Fällen mit atypisch langem Intervall tatsächlich die Ursache der Hämatome gewesen sind. Trotzdem wäre es nicht gerechtfertigt, diese Fälle aus der Zusammenstellung herauszunehmen und damit willkürlich eine Grenze zu ziehen, jenseits der traumatische subdurale Hämatome nicht mehr anerkannt werden könnten. Diese Frage soll unter Berücksichtigung des Schrifttums später besprochen werden.

Nimmt man, mangels anderer Bewertungsmöglichkeiten, das Fehlen bzw. Auftreten einer primären Bewußtlosigkeit und deren Dauer als Indikator für die Schwere der unmittelbar durch die Verletzung verursachten traumatischen Hirnschädigung, so zeigt sich, daß bei den akuten Hämatomen die schwereren Verletzungen zahlenmäßig etwas häufiger sind als bei den subakuten und den chronischen Formen (Tab. 5). Daraus ergibt sich die Möglichkeit, daß die unterschiedliche Mortalität zwischen den akuten und subakuten bzw. chronischen Hämatomen nicht nur — wie bei den epiduralen — von der Zeit abhängt, innerhalb der sich die intrakranielle Drucksteigerung entwickelt, sondern auch von der unterschiedlichen Schwere der primären traumatischen Hirnschädigung.

Lebensalter und Geschlecht

Die Aufgliederung der Fälle nach dem Lebensalter ergibt relativ kleine Zahlengruppen, so daß Aussagen nur unter Vorbehalt möglich sind (Tab. 6). Auffallend ist, daß die Mortalität innerhalb der

Tabelle 6. *Altersverteilung und Mortalität[1] bei 107 subduralen Hamatomen*

Lebensalter	bis 7	8—14	15—21	22—49	50—56	57—63	uber 63	Zusammen
Akut	—	1	1 (1)	11 (5)	6 (4)	3 (2)	8 (3)	30 (15)
Subakut . . .	1	1	3	16 (2)	4 (2)	5	3 (1)	33 (5)
Chronisch . .	1	3	4	17	7 (1)	9 (1)	3 (1)	44 (3)
Zusammen	2	5	8 (1)	44 (7)	17 (7)	17 (3)	14 (5)	107 (23)

[1] Die Zahl der Gestorbenen ist jeweils in Klammern angegeben.

akuten Gruppe für alle Altersstufen annähernd gleich liegt, während bei den chronischen Hämatomen ausschließlich Fälle über 49 Jahre gestorben sind. Auch diese Zahlen könnten in dem Sinne sprechen, daß bei den akuten subduralen Hämatomen der Schwere der primären Hirnschädigung für die Mortalität größere Bedeutung zukommt, da erwartet werden kann, daß sich dieser Faktor annähernd gleich auf alle Altersgruppen verteilt. Bei den subakuten und noch deutlicher bei den chronischen Hämatomen kann die Schwere der primären Hirnschädigung keinen so wesentlichen Einfluß auf die Mortalität mehr haben. Entsprechend tritt die Bedeutung des Lebensalters in den Vordergrund mit einer Beschränkung der Mortalität vorwiegend auf ältere Patienten.

Bemerkenswert ist, daß sich unter den 107 Fällen mit subduralen Hämatomen nur 7 Frauen befinden, davon eine bei den akuten, 2 bei den subakuten und 4 bei den chronischen Hämatomen. Es ist fraglich, ob diese Differenz nur mit der unterschiedlichen Unfallexposition der Geschlechter erklärt werden kann, zumal bei den epiduralen Hämatomen der Anteil der Frauen relativ größer ist. Wahrscheinlich ist ein zusätzlicher geschlechtsgebundener Faktor mitbeteiligt.

Lokalisation

Die Lokalisation der subduralen Hämatome war bei den akuten, subakuten und chronischen Fällen unterschiedlich.

Die akuten subduralen Hämatome breiteten sich mit nur 3 Ausnahmen diffus über die ganze Hemisphäre aus und ließen nur selten ein ausgeprägtes Maximum über einzelnen Hirnlappen, davon einmal frontal, erkennen. Die Ausnahmen betrafen einmal den Temporal- und 3mal den Parietallappen, davon 2mal doppelseitig.

Bei den subakuten Hämatomen überwog zwar mit 19 Fällen auch noch die diffuse Ausbreitung, doch fanden sich bereits 13 Fälle, die ganz oder überwiegend auf den Parietallappen beschränkt waren. Nur ein Hämatom lag ausschließlich temporo-occipital.

Die chronischen subduralen Hämatome fanden sich fast ausnahmslos über dem Parietalbereich, wobei sie in wechselndem und manchmal von dem zur Entleerung angelegten Bohrloch aus auch nicht genau zu bestimmendem Ausmaß auf die angrenzenden frontalen oder occipitalen Gebiete übergriffen. Der Temporallappen blieb, soweit dies bei der Operation und an Hand der Angiogramme zu kontrollieren war, mit nur 6 Ausnahmen frei. Nur ein Hämatom lag ausschließlich occipital und erstreckte sich von hier basalwärts.

Klinische Symptomatologie

Die Symptomatologie der subduralen Hämatome wies zwischen den 3 Gruppen weniger Unterschiede auf, als dies bei den epiduralen der Fall war.

Nur die *Pupillenstörungen* verhielten sich unterschiedlich. Sie traten bei den akuten Fällen mit 43% häufiger auf als bei den subakuten (36%) und chronischen (16%). Bei einer mittleren Häufigkeit von 30% waren sie bei den subduralen Hämatomen wesentlich seltener als bei den epiduralen (53%) und auch bezüglich der Seitendiagnose weniger aufschlußreich. Die weitere Pupille entsprach nur bei 62% der Fälle mit Pupillenstörungen der Seite des Hämatoms bzw. bei doppelseitigen Hämatomen der größeren Blutung. Auf die verschiedenen Entstehungsmöglichkeiten der Pupillendifferenzen wurde bereits im Zusammenhang mit den epiduralen Hämatomen eingegangen.

Insgesamt fanden sich bei etwa drei Viertel aller Fälle *neurologische Herdzeichen* — von denen allerdings nicht sicher differenziert werden kann, welche und wieviele davon primäre Verletzungsfolge bzw. hämatombedingt waren.

Gliedert man auf in akute, subakute und chronische Hämatome, so findet man, daß bei den akuten Fällen die Herdzeichen etwas häufiger waren (90%) als bei den beiden anderen Gruppen. Eine homolaterale Symptomatik war bei 13% (akut), 15% (subakut) bzw. 14% (chronisch) festzustellen. Diese Zahlendifferenz zwischen den 3 Gruppen ist nicht signifikant. Die Häufigkeit doppelseitiger Symptomatik lag zwischen 7% und 9% und die von Strecksynergismen zwischen 6% und 13%. Auch diesbezüglich sind die Unterschiede innerhalb der 3 Gruppen nicht signifikant.

Doppelseitige Hämatome, die unter den akuten Fällen 4mal, bei den subakuten 5mal und bei den chronischen einmal vertreten waren, hatten mit nur einer Ausnahme alle eine nur einseitige Symptomatologie, waren also allein aus dem klinischen Befund nicht zu diagnostizieren.

Bei mehr als zwei Drittel aller Fälle waren es das Auftreten einer *sekundären Bewußtseinsstörung* und der Befund einer *Stauungspapille*, die zur Diagnose eines intrakraniellen raumbeengenden Prozesses und damit zur Klinikeinweisung führten. Die übrigen Symptome hatten in diagnostischer Hinsicht nach Zahl und Bedeutung eine wesentlich geringere Wertigkeit, zumal Streckkrämpfe und Atemstörungen als Zeichen fortgeschrittenen Hirndruckes erst spät in der Krankheitsentwicklung hinzutraten.

Die *Pulsfrequenz* lag bei den meisten Fällen präoperativ im Normbereich. Nur 17mal fand sich eine Pulsfrequenzbeschleunigung und 6mal eine Verlangsamung. Beziehungen zur Prognose ließen sich nicht herstellen.

Bei Aufschlüsselung der präoperativen *Blutdruckwerte* nach der Art des Hämatoms, ob akut, subakut oder chronisch, ergaben sich innerhalb dieser Gruppen keine Unterschiede. Insgesamt überwogen, wenn man das Lebensalter der Patienten berücksichtigt, hypotone Blutdruckwerte. Eine Beziehung zur Gefährdung der Patienten bzw. zur Prognose ergab sich nicht.

Röntgenaufnahmen des Schädels

Frakturen waren röntgenologisch nur bei 15% der subduralen Hämatome nachweisbar, also wesentlich seltener als bei den epiduralen (65%). Von den 16 Fällen mit Frakturen lagen diese 5mal kontralateral zum Hämatom. Zweimal fand sich bei einseitiger Fraktur ein doppelseitiges Hämatom. Bei den verbleibenden 9 Fällen stimmten nicht nur die Seite, sondern auch die nähere Lokalisation der Fraktur und des Sitzes des Hämatoms überein. Die meisten Frakturen entfielen auf die akuten subduralen Hämatome (Frakturhäufigkeit 30%). Bei den subakuten betrug die Häufigkeit 18% und bei den chronischen 2%. Diese Zahlen sind

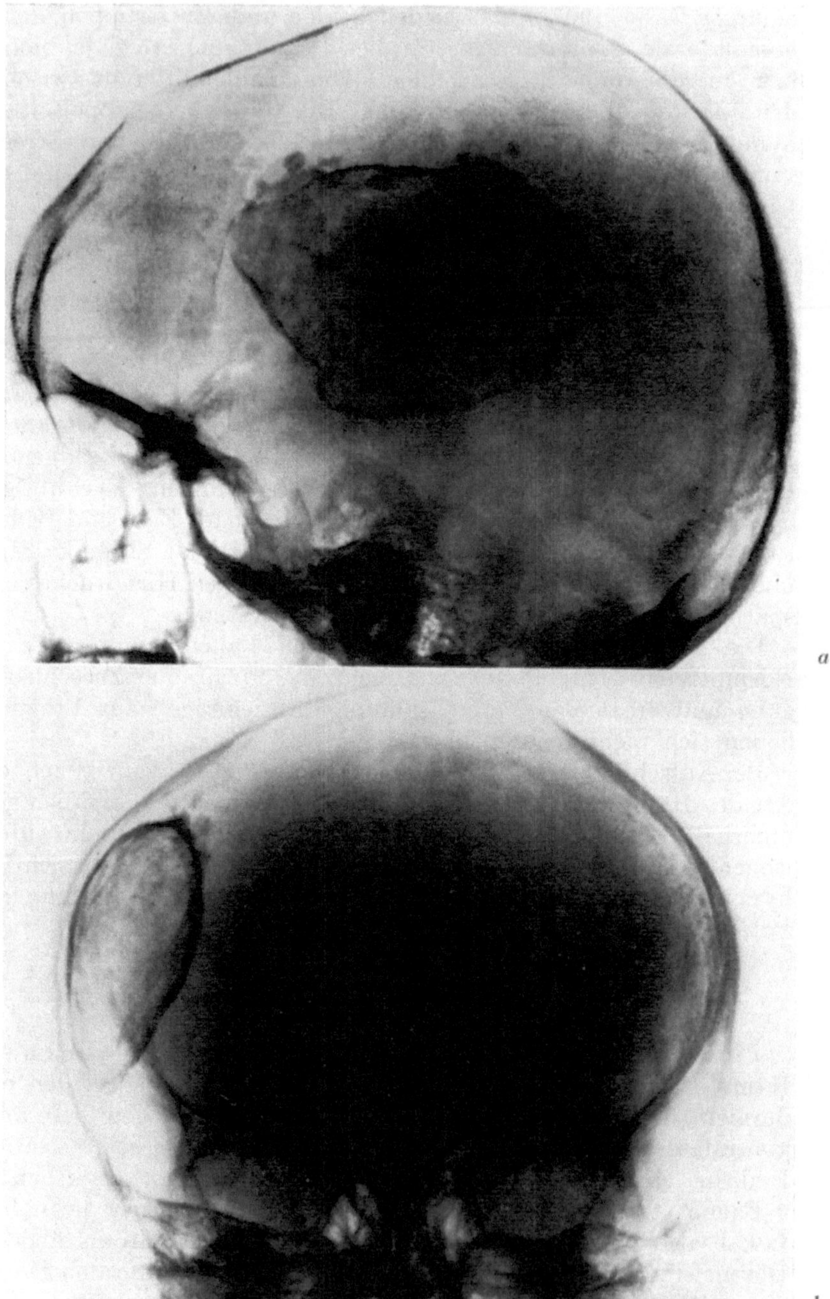

Abb. 7 *a* u. *b*. Fall E. H.-U., Nr. 4248, 10 Jahre alt. *Beispiel eines verkalkten subduralen Hämatoms.*

ein weiterer Hinweis auf die unterschiedliche Schwere der Traumen bei den verschiedenen Hämatomformen. Als Rarität können die Röntgenübersichtsaufnahmen des Schädels die Verkalkung eines chronischen subduralen Hämatoms zeigen (Abb. 7). Solche Verkalkungen können entstehen, wenn ein operativ nicht entleertes Hämatom als seltene Ausnahme nicht zum Tode des Patienten führt. Im Schrifttum sind einige derartige Fälle beschrieben. Wir werden bei Besprechung des Schrifttums näher auf die damit in Zusammenhang stehenden Fragen eingehen. Im folgenden soll der eigene Fall wegen der Seltenheit derartiger Befunde kurz dargestellt werden.

Fall E. H.-U., Nr. 4248, 10 Jahre alt[1].
Im Alter von 3 Jahren Fall auf den Kopf mit kurzer initialer Bewußtlosigkeit. Nach einem Intervall von etwa 4 Wochen traten Anfalle und psychische Storungen auf, die damals als Encephalitis gedeutet wurden. In der Folgezeit bemerkte man eine erhebliche Zunahme des Kopfumfanges und vorubergehende Sehstorungen. Die geistige und korperliche Entwicklung verzogerte sich. Einige Male wiederholten sich die Anfalle. Anlaßlich einer Untersuchung in der hiesigen Universitatskinderklinik, die wegen des Entwicklungsruckstandes ausgefuhrt wurde, ist das verkalkte Hamatom entdeckt worden.
Die operative Entfernung gelang komplikationslos. Im weiteren Verlauf zeigte sich allerdings, daß, weil das Hamatom nicht fruhzeitig entleert worden war, bereits ein irreversibles zerebrales Defektsyndrom entstanden war, das durch die Entfernung der Verkalkung nicht mehr beeinflußt werden konnte.

Karotisangiographie

Bei 88 Fällen wurde eine ein- oder doppelseitige Karotisangiographie ausgeführt, seit 1952 ausschließlich als Serienangiogramm. In jedem dieser Falle konnte die Diagnose durch die Angiographie gesichert werden. Komplikationen traten dabei nicht auf. Über die angiographischen Befunde bei unserem Krankengut haben kürzlich FRIEDMANN, SCHMIDT-WITTKAMP und WALTER berichtet, so daß bezüglich der Einzelheiten auf diese Veröffentlichung verwiesen werden kann. Von praktischer Bedeutung sind vor allem folgende Befunde:
Die Diagnose des subduralen Hàmatoms ergibt sich aus den sagittalen Aufnahmen des Angiogramms, und zwar aus dem Befund einer *Abdrängung der Hirngefäße von der Schädelkalotte*. Diese

---

[1] Der Fall ist in der Gesamtzahl unserer Serie von subduralen Hämatomen nicht enthalten, da es sich zum Zeitpunkt der Behandlung in unserer Klinik nicht mehr um ein Hamatom, sondern um eine solide verkalkte Masse handelte, bei bereits eingetretenem irreversiblen zerebralen Defektzustand.

Abdrängung hat innerhalb der ersten 3 Wochen nach dem verursachenden Trauma fast immer Sichelform und reicht — mit Ausnahme kleiner Hämatome — meist bis zum Falxansatz (Abb. 8). Form und Ausdehnung ermöglichen die Differentialdiagnose gegen das epidurale Hämatom, das bei unseren Fällen nie die Mittellinie

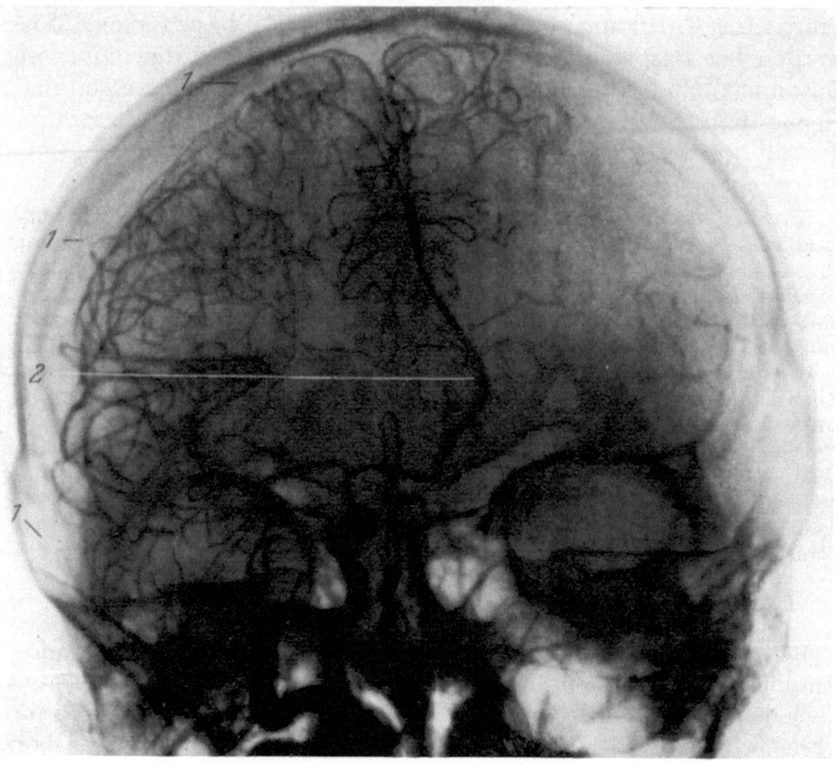

Abb. 8. Fall K. E., Nr. 7523, 44 Jahre alt. *Beispiel eines subakuten subduralen Hämatoms mit sichelförmiger Abdrangung der Hirngefäße von der Schädelkalotte. 1.* Das Hamatom breitet sich flächenhaft über die ganze Hemisphare aus. *2.* Verlagerung der A. cerebri anterior zur Gegenseite.

erreichte, bei temporaler Lage oft nach basal zu am dicksten war und sich nie so diffus ausgebreitet darstellte, wie dies bei den akuten subduralen Hämatomen die Regel ist.

Bei älteren Hämatomen, wenn das Trauma länger als 8 Wochen zurückliegt, hat die Abdrängung meist eine bikonvexe Form und reicht nicht mehr so hoch nach parietal hinauf (Abb. 9). Allerdings ergibt sich eine gewisse Beziehung zum Lebensalter der Patienten, da diejenigen, die schon älter als 40 Jahre waren, praktisch immer die bikonvexe Hämatomform erkennen ließen, während bei jüngeren Patienten als Übergang von der Sichelform des früheren Stadiums auch noch plankonvexe Formen, einmal sogar noch eine Sichelform, vorkamen. Zwischen 3 und 8 Wochen nach dem Unfall waren diese plankonvexen Übergangsformen (Abb. 10) am häufigsten, wobei zu sagen ist, daß bei den jüngeren Patienten die Entwicklung zur bikonvexen Form später einzutreten scheint

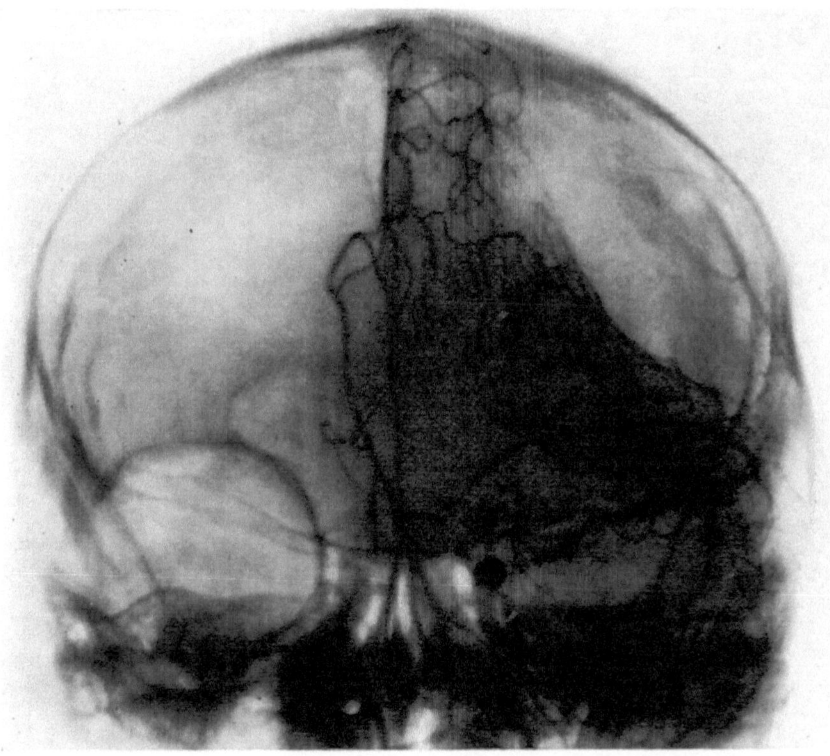

Abb. 9. Fall F. P   Nr. 7901, 82 Jahre alt. *Beispiel eines chronischen subduralen Hämatoms* mit bikonvexer, linsenförmiger Abdrangung der Hirngefäße von der Schadelkalotte. Deutliche Parallelverschiebung der A. cerebri anterior zur Gegenseite.

als bei den älteren. Entsprechend fanden sich in diesem Stadium bei den jüngeren Patienten auch noch vereinzelt Sichelformen. Daß die hämatombedingte Verformung der Hirnoberfläche bei den jüngeren Patienten erst später eintritt als bei den älteren, dürfte mit dem besseren Turgor des Hirngewebes in Zusammenhang stehen. Bei doppelseitigen Hämatomen, wo das Hirn weniger Ausweichmöglichkeiten hat, kann sich eine bikonvexe Hämatomform in der Regel nicht ausbilden, so daß es in diesen Fällen nicht möglich ist, aus der Form der Abdrängung auf das Alter des Hämatoms zu schließen.

Daß sich nach operativer Entleerung des Hämatoms das Hirn nicht in jedem Fall wieder sofort der Schädelkalotte anlegt, sondern daß unter Umständen ein gewisses Resthämatom bestehen bleibt bzw. sich neu bildet, wird im Abschnitt über die Behandlung der subduralen Hämatome näher dargestellt. Es handelt sich

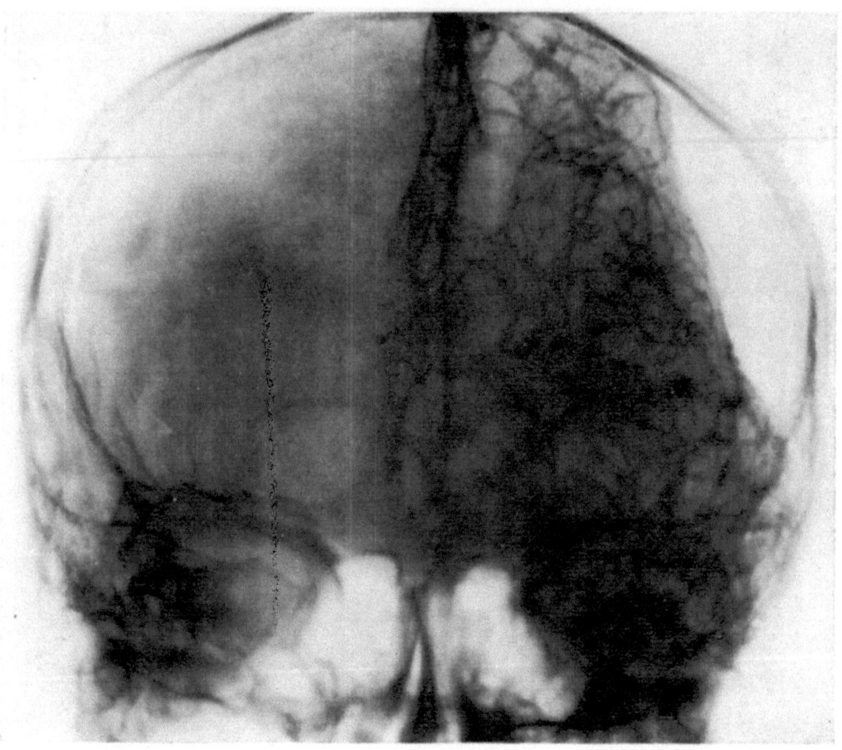

Abb. 10. Fall L. A., Nr. 4947, 15 Jahre alt. *Beispiel eines plan-konvexen subduralen Hamatoms.* Bei jungeren Patienten bildet sich die fur das chronische Hamatom typische Linsenform oft erst zu spaterem Zeitpunkt aus.

dabei nur um Patienten mit bikonvexen und plankonvexen Hämatomformen, also mit Beeinträchtigung des Turgors und Verformung der unter dem Hämatom liegenden Hemisphäre.

Die Rückbildung der Verformung geht — wie Kontroll-Angiographien gezeigt haben — nach der Hämatomentleerung in umgekehrter Reihenfolge vor sich, von der bikonvexen über die plankonvexe zur Sichelform. Schließlich ist eine Abdrängung überhaupt nicht mehr nachweisbar.

Die *Verlagerung der A. cerebri anterior* im sagittalen Bild vermag keine Aufschlüsse über das Alter der Blutung zu geben. Zu beachten ist, daß eine mittelständige, nicht verlagerte A. cerebri anterior immer an ein doppelseitiges Hämatom denken lassen muß (HUBER, METZ, SCHIEFER u. a.). Bei etwas mehr als der Hälfte unserer derartigen Fälle fanden sich doppelseitige Hämatome. Bei den übrigen handelte es sich um kleinere, weiter rückwärts gelegene Blutansammlungen. Auf jeden Fall muß man ein Hämatom der anderen Seite positiv ausschließen, wenn man bei Angiographie der einen Seite trotz Nachweis einer Gefäßabdrängung eine mittelständige Anterior findet. Angiographie auf der Gegenseite oder zumindest Anlegen eines Probebohrloches sind in solchen Fällen unumgänglich.

Die seitlichen Aufnahmen der Angiographie zeigen in der Regel keine gröberen Gefäßverlagerungen.

Werden Serienangiogramme angefertigt, so läßt sich die *Durchlaufzeit des Kontrastmittels* als Maßstab der Zirkulationsgeschwindigkeit bestimmen. 52 Serienangiogramme waren für die Bestimmung der Durchlaufzeit verwertbar. Davon ergab sich bei 15 eine deutliche Verlangsamung auf Werte über 7—8 sec. Wie bereits auf S. 17 ausgeführt, standen nur Serien mit jeweils 4 simultanen Aufnahmen in 2 Ebenen zur Verfügung, so daß feinere Störungen nicht erfaßt werden konnten.

Bei den akuten subduralen Hämatomen ergab sich keinerlei Beziehung zwischen dem Vorhandensein oder Fehlen einer Zirkulationsverlangsamung und der Mortalität. Bei den subakuten und chronischen starben zwar von den Fällen, bei denen es zu einer mit unseren Methoden faßbaren Zirkulationsverlangsamung gekommen war, etwas mehr als von denen ohne Durchflußverlangsamung, doch lag die Differenz noch innerhalb des Fehlers der kleinen Zahlen.

Setzt man Bewußtseinslage und Zirkulationsverhältnisse zueinander in Beziehung, so zeigt sich, daß bei Fällen mit Verlangsamung häufiger Bewußtlosigkeit und seltener ein ungetrübtes Sensorium festzustellen waren als bei den Patienten ohne Verlängerung der Durchlaufzeit. Diese Relationen bedürfen allerdings noch der Bestätigung an einem größeren Krankengut und mit exakteren Methoden.

Beziehungen zum Lebensalter oder zu der Art des EEG-Befundes ließen sich nicht herstellen.

Luftfüllung der Liquorräume

Neben der Karotis-Angiographie treten Encephalographie und Ventrikulographie heute an Bedeutung wesentlich zurück. Die meisten unserer Fälle, bei denen eine Luftfüllung der Hirnkammern vorgenommen worden war (insges. 24 Fälle), stammen aus einer Zeit, in der die Angiographie noch nicht perkutan ausgeführt wurde und noch nicht zur gefahrlosen Routinemethode geworden war. Das Hirnkammerluftbild ermöglicht bei subduralen Hämatomen nur die Feststellung eines raumfordernden Hemisphärenprozesses, ist aber nicht geeignet, die Artdiagnose zu klären. — Auf eine nähere Analyse der Hirnkammerluftbilder wird deshalb verzichtet.

Elektrenzephalographische Befunde

Hirnelektrische Untersuchungen wurden bei 38 Fällen durchgeführt. 30mal fand sich dabei — meist mit Allgemeinveränderungen kombiniert — ein Herdbefund über der Seite des Hämatoms, in der Regel in Form einer Depression und Frequenzverlangsamung. 5mal wurden Allgemeinveränderungen ohne Seitenbetonung und 5mal ein normaler Befund registriert. Beziehungen zwischen dem EEG-Befund und der Größe sowie dem Alter des Hämatoms ließen sich nicht feststellen. Auch eine nähere Lokalisation über die Seitendiagnose hinaus war nur selten möglich, weil die Veränderungen sich nur ausnahmsweise auf den Sitz des Hämatoms beschränkten. Bei Fällen ohne klinische Seitenhinweise kann der EEG-Befund eine wertvolle lokalisatorische Hilfe bedeuten, die es ermöglicht, die Seite der zur völligen diagnostischen Klärung erforderlichen Karotis-Angiographie festzulegen. Eine Beziehung zwischen Rückbildungszeit und Ausmaß der EEG-Befunde und der Rückbildung der klinischen Symptomatologie nach der Hämatomentleerung ließ sich bisher nicht herstellen. Allerdings ist die Zahl der Fälle, bei denen sowohl klinische wie auch elektrenzephalographische Nachuntersuchungsbefunde vorliegen (9 Fälle) zu klein, als daß eine verbindliche Aussage möglich wäre.

Behandlung

So wie es bei den epiduralen Hämatomen beschrieben worden ist, muß vor allem bei den akuten subduralen Hämatomen an die Notwendigkeit der *Schockbekämpfung* durch Infusionen von hochmolekularen Lösungen oder Transfusion gedacht werden. *Die Atemwege müssen frei sein* bzw. frei gemacht werden. Bei den subakuten und chronischen Formen besteht bei den Patienten sehr häufig durch vorangegangene dehydrierende Maßnahmen eine hochgradige Flüssigkeitsverarmung, kenntlich an der schlaffen, ausgetrockneten Haut, die in Falten stehenbleibt, wenn man sie angehoben hat. Hier ist es notwendig, das *Flüssigkeitsdefizit auszugleichen*. Wir haben damit in der Regel schon während der operativen Entleerung des Hämatoms begonnen. Neben Blut, Serum und hochmolekularen Blutersatzlösungen sind auch physiologische Elektrolyt-Lösungen notwendig, da es in diesen Fällen erwünscht ist, daß auch Flüssigkeit aus der Blutbahn in das Gewebe abwandert. Zu rasches Infundieren ist wegen der Gefahr einer akuten Überlastung des rechten Herzens zu vermeiden. Bei älteren Patienten haben wir zusätzlich Strophantin gegeben.

Die *operative Entleerung der Hämatome* war 102mal von einem erweiterten Bohrloch aus vorgenommen worden. Nur in 5 Fällen hatten wir primär eine osteoplastische Trepanation durchgeführt. Dabei handelte es sich 2mal um Patienten, bei denen — vor der Zeit der perkutanen Karotisangiographie — durch Luftfüllung der Hirnkammern ein raumbeengender Prozeß im Bereich der Großhirnhemisphären nachgewiesen und dann unter Tumorverdacht operiert wurde. Der postoperative Verlauf war bei diesen 5 Fällen nicht anders als bei den von einem erweiterten Bohrloch aus operierten.

Seit dem Jahre 1953 werden bei allen Patienten, bei denen sich nach Absaugen des Hämatoms das Hirn nicht spontan der Schädelkalotte anlegt, die *Liquorräume von lumbal aufgefüllt.* Dies geschieht noch vor Verschluß der Wunde durch Einfüllen einer physiologischen Elektrolyt-Lösung. Das Hirn wird so durch den steigenden Liquordruck entfaltet und an die Schädelkalotte herangedrückt. Auf diese Weise hofften wir, der Gefahr des postoperativen Unterdruckes vorbeugen zu können. Überraschenderweise hat die jetzige Zusammenstellung gezeigt, daß die postoperativen Komplikationen seitdem nicht seltener geworden sind und auch die Mortalität sich nicht verändert hat.

Unter den *postoperativen Komplikationen* steht der *verminderte Liquordruck* zahlenmäßig an der Spitze. Bei etwa der Hälfte der Fälle wurden bei Liquordruckkontrollen erniedrigte Werte gemessen. In vielen Fällen ist dann lumbal physiologische Kochsalzlösung bis zur Drucknormalisierung eingefüllt worden. Zahlenmäßig läßt sich nicht belegen, daß sich diese Maßnahme verlaufsverbessernd ausgewirkt hat. Wir beschränken deshalb jetzt die Indikation zur Auffüllung der Liquorräume auf Fälle mit erheblichem Unterdruck, wo die Liquordruckwerte niedriger als 70 mm Wassersäule liegen. Eine gewisse Anhebung der allgemeinen Reaktionslage, die häufig nach Auffüllung der Liquorräume zu sehen ist, hielt in der Regel nicht lange an. Wichtiger erscheint es uns deshalb, durch Transfusionen und Infusionen dem Organismus ausreichend Flüssigkeit zuzuführen und Verschiebungen des Eiweiß- und Elektrolyt-Spiegels im Blut auszugleichen.

Im Falle des Bestehenbleibens einer Bewußtlosigkeit trotz Entleerung des Hämatoms ist, wie ganz allgemein bei Hirnverletzten und Hirnoperierten, *frühzeitige Tracheotomie* oft lebensrettend.

Nachpunktionen eines größeren Resthämatoms wurden insgesamt bei 22 Fällen vorgenommen, in der Regel dann, wenn eine, meist in der 2. postoperativen Woche ausgeführte, angiographische Kontrolle zeigte, daß die Hirngefäße der Schädelkalotte noch nicht anlagen. 6mal wurden *Nachoperationen* nötig. Bei 3 dieser Fälle ist lediglich die Wunde wiedereröffnet und das Hämatom erneut abgesaugt worden. Bei 3 Fällen wurde ein osteoplastischer Lappen gebildet, um die Hämatomkapsel mit entfernen zu können. Kleinere *Resthämatome* sahen wir bei angiographischen Kontrollen verhältnismäßig häufig. Sie scheinen sich spontan zu resorbieren und sollten, solange sich der klinische Befund kontinuierlich bessert, nicht zu Nachpunktionen oder erneuten Operationen verleiten.

Mortalität

Sie ist abhängig davon, ob es sich um akute, subakute oder chronische subdurale Hämatome handelt (siehe Tab. 4 u. S. 24). Bei den akuten Verlaufsformen ergab sich eine Mortalität von 50%, bei den subakuten von 15% und bei den chronischen von 7%.

Bei den akuten Hämatomen schien sie in erster Linie von der Schwere der primären Hirnschädigung abhängig zu sein, während das Lebensalter der Patienten ohne zahlenmäßig faßbaren Einfluß blieb. Bei den subakuten und chronischen Verlaufsformen trat dagegen die primäre Hirnschädigung als verlaufsbestimmender Faktor gegenüber dem Lebensalter zurück (siehe S. 25).

Katamnesen

Von den 84 überlebenden Patienten mit subduralen Hämatomen konnten 61 nachuntersucht bzw. durch Fragebogen erfaßt werden. Bei 23 Fällen war es teils nicht möglich, den weiteren Verlauf nach der Krankenhausentlassung zu verfolgen, teils lag die Operation nicht lange genug zurück, so daß eine Beurteilung des Verlaufes noch nicht möglich ist.

Tabelle 7 zeigt die Katamnesen[1], aufgeschlüsselt nach dem Lebensalter, wobei — wie bei den epiduralen Hämatomen — unter-

---

[1] Patienten über 63 Jahre und solche, die wegen anderer Leiden, z. B. wegen der Folgen einer früheren Kriegsverletzung, schon vor dem zum Hämatom führenden Unfall arbeitsunfähig waren, sind bei der Zusammenstellung der Katamnesen nicht berücksichtigt worden. Dadurch vermindert sich die Zahl der in diesem Zusammenhang verwertbaren Katamnesen von 61 auf 54.

schieden wurde zwischen den Fällen, deren neurologische Ausfälle sich bereits bis zur Entlassung aus der Klinik rückgebildet hatten und jenen, die zu diesem Zeitpunkt noch Ausfallserscheinungen

Tabelle 7. *Katamnesen bei 54 subduralen Hämatomen aufgegliedert nach dem Lebensalter der Patienten*

Lebensalter		bis 7	8—14	15—21	22—49	50—56	57—63	Zusammen
entlassen	a) ohne neurol. Ausfälle	1	3	4	19	3	3	33
	b) mit neurol. Ausfälle	—	1	2	10	3	5	21
voll arbeitsfähig	a)	1	3	3	15	3	2	27
	b)	—	1	2	5	3	2	13
beschränkt arbeitsfähig	a)	—	—	1	4	—	1	6
	b)	—	—	—	3	—	2	5
arbeitsunfähig	a)	—	—	—	—	—	—	—
	b)	—	—	—	2	—	1	3

boten. Etwas mehr als die Hälfte der Fälle hatte schon bei der Klinikentlassung keine neurologischen Ausfälle mehr (33). Davon wurden 27 wieder uneingeschränkt arbeitsfähig. Sichere Altersunterschiede lassen sich bei den kleinen Zahlen nicht nachweisen.

Tabelle 8. *Katamnesen bei 54 subduralen Hämatomen aufgegliedert nach der Art der Hämatome*

Art der Hämatome		akut	subakut	chronisch
entlassen	a) ohne neurol. Ausfälle	3	15	15
	b) mit neurol. Ausfälle	2	7	12
voll arbeitsfähig	a)	3	14	10
	b)	1	5	7
beschränkt arbeitsfähig	a)	—	1	5
	b)	1	1	3
arbeitsunfähig	a)	—	—	—
	b)	—	1	2

Von den 21 Fällen, deren Ausfälle bei der Klinikentlassung noch nicht rückgebildet waren, wurde etwas mehr als die Hälfte voll arbeitsfähig (13). Bei 5 Fällen dieser Gruppe blieb eine teilweise Behinderung, bei 3 Fällen eine vollständige Arbeitsunfähigkeit. Die Aufschlüsselung der Katamnesen nach der Art des Hämatoms (Tab. 8) zeigt, daß die Ergebnisse bei allen 3 Gruppen etwa gleich lagen. Bei den akuten und subakuten Hämatomen sind es drei Viertel der Patienten, die wieder voll arbeitsfähig wurden. Bei den chronischen liegt die Zahl der Heilungen bei drei Fünftel. Die Differenz fällt in den Fehlerbereich der kleinen Zahlen. Insgesamt kann man sagen, daß zwei Drittel aller überlebenden Patienten mit subduralem Hämatom praktisch beschwerdefrei und wieder vollständig arbeitsfähig geworden sind.

3. Die intrazerebralen Hämatome

Unterteilung in verschiedene Formen

Die intrazerebralen Hämatome sind notwendig mit einer Zerstörung von Hirngewebe verbunden. Als Extremfälle lassen sich 2 Formen unterscheiden, zwischen denen es Übergänge wechselnder Ausprägung gibt. Auf der einen Seite steht eine umschriebene Blutung im Mark eines Hirnlappens, ohne Zeichen sonstiger kontusioneller Hirnschädigung; das andere Extrem ist die kontusionelle Zertrümmerung eines Hirnabschnittes mit Blutung in diese Trümmerzone. Dabei muß allerdings die Blutung, um von einem Hämatom sprechen zu können, raumbeengendes Ausmaß haben. Selbstverständlich gibt es von dieser Form auch Übergänge zu den einfachen Hirnkontusionen, bei denen Blutungen fehlen oder zumindest für die Ausprägung des klinischen Bildes nicht von Bedeutung sind. Derartige Fälle sind in dieser Zusammenstellung nicht berücksichtigt worden[1]. Die beiden Formen der intrazerebralen Hämatome lassen sich aus dem klinischen Befund nicht voneinander unterscheiden. Sie verteilen sich gleichmäßig über alle später noch zu beschreibenden Untergruppen und verhalten sich auch hinsichtlich der Prognose gleichartig. Aus diesem Grunde ist — um die ohnehin kleinen Zahlen nicht noch weiter aufsplittern zu müssen — im folgenden auf eine derartige Differenzierung verzichtet worden.

Auch bei den intrazerebralen Hämatomen bieten Symptomatologie und Prognose zwanglos eine Unterteilung nach dem Zeit-

---

[1] Bei den mit ausgedehnter Kontusion verbundenen Hämatomen fand sich regelmäßig auch Blut im Subduralraum. Handelte es sich dabei nur um einen dünnen, für sich allein nicht wesentlich raumbeengenden Blutfilm, so wurden die Fälle, weil der Verlauf vom intrazerebralen Hämatom her bestimmt wurde, als solches gewertet. Nur wenn die gleichzeitige subdurale Blutansammlung erheblicheres Ausmaß hatte, sind die Fälle nicht in diesem Abschnitt, sondern unter den sogenannten kombinierten Hämatomen besprochen worden.

intervall zwischen dem Trauma und dem Auftreten der ersten auf
das Hämatom hinweisenden Erscheinungen (Tab. 9). Die Fälle der
1. Gruppe waren nicht nur charakterisiert durch den frühzeitigen
Beginn der Hämatomsymptome, sondern auch — mit nur einer
Ausnahme — durch ein rasches Fortschreiten der intrakraniellen

Tabelle 9. *Die Mortalität der intrazerebralen Hamatome
in Abhängigkeit vom Zeitpunkt des Beginnes der Hämatomsymptomatologie*

Beginn der Symptomatologie	bis 12 Stdn.	über 12 Stdn.
Zahl der Fälle 22	11	11
davon gestorben 15 = 68%	10 = 91%	5 = 46%

Drucksteigerung, so daß sich innerhalb von wenigen Stunden ein
äußerst bedrohliches Krankheitsbild entwickelte mit tiefer Bewußtlosigkeit, Reaktionslosigkeit oder auch Streckkrämpfen und Atemstörungen. Nur ein Fall, der bezeichnenderweise auch als einziger
überlebte, zeigte einen anderen Verlauf. Zwar trat bei ihm auch
innerhalb der ersten Stunden nach dem Unfall eine sekundäre Bewußtseinstrübung auf, doch fehlten die Zeichen bedrohlich fortschreitender intrakranieller Drucksteigerung, so daß erst nach
mehreren Tagen, wegen des allmählichen Hinzutretens einer
Halbseitensymptomatik, weitere diagnostische Maßnahmen ein
geleitet wurden. Abgesehen von dem frühzeitigen Auftreten der
sekundären Bewußtseinsstörung würde dieser Fall nach seinem
ganzen weiteren Verlauf mehr zu der Gruppe der subakuten
Hämatome gehören. Von den 11 Fällen der 2. Gruppe konnten
6 gerettet werden.

Lebensalter und Geschlecht

Da sich nur eine Frau unter unseren 20 Fällen befand und die
meisten Patienten zwischen 21 und 49 Jahre alt waren, läßt sich
zu diesen Punkten an Hand des eigenen Krankengutes nichts aussagen.

Lokalisation

Von den 22 intrazerebralen Hämatomen lagen 20 im Temporallappen und 2 im Frontallappen. Davon entfielen 1 frontales und
10 temporale Hämatome auf die akute Gruppe und 1 frontales
und 10 temporale auf die subakute Gruppe. Hinsichtlich der
klinischen Symptomatologie, die anschließend besprochen wird,

ergaben sich keine Unterschiede zwischen den beiden Lokalisationen. Die Differentialdiagnose konnte nur angiographisch geklärt werden.

Klinische Symptomatologie

Bei den meisten der akuten Fälle überdauerte die *primäre Bewußtlosigkeit* das Intervall bis zum Auftreten der ersten hämatombedingten Störungen, wobei es in der Regel eine zunächst einseitige Pupillenerweiterung war (6mal homolateral, 1mal kontralateral), die auf das Hämatom hinwies. Bei 4 der akuten Fälle kam es bei fehlender bzw. zunächst nur kurzer primärer Bewußtlosigkeit zu sekundärer Eintrübung des Bewußtseins und bei einem weiteren zu einer Vertiefung der noch andauernden primären Bewußtseinsstörung, so daß die Diagnose des Hämatoms sich aus der *sekundären bzw. zunehmenden Bewußtseinsstörung* ergab. Ein weiterer Fall hatte insofern eine atypische Symptomatologie, als weder Pupillenstörungen noch Bewußtseinslage — der Patient war gleichbleibend tief bewußtlos —, sondern das Auftreten zentraler Atemstörungen auf die Möglichkeit eines Hämatoms hinwiesen. Die Blutung hatte bei diesem Fall vom Mark des Temporallappens auf die Stammganglien übergegriffen.

Neurologische Herdzeichen — von der Anisokorie abgesehen — waren bei der akuten Gruppe relativ selten feststellbar, im Gegensatz zu den subakuten Fällen, die mit nur einer Ausnahme alle mehr oder weniger ausgeprägte Paresen und Reflexstörungen boten, während hier die Pupillendifferenzen an Häufigkeit zurücktraten (3 von 11 Fällen). Das Fehlen solcher Herdzeichen bei der akuten Gruppe findet seine Erklärung darin, daß die Patienten entweder reaktionslos waren oder eine *allgemeine Tonussteigerung mit Streckkrämpfen* aufwiesen (3 Fälle), wobei im Einzelfall nicht immer zu entscheiden war, ob diese Symptome Ausdruck einer schweren primären Hirnstammschädigung oder Folge einer sekundären hirndruckbedingten Beeinträchtigung waren. Die Schwere des klinischen Bildes der akuten Fälle ergibt sich auch aus dem relativ hohen Anteil der *zentralen Atemstörungen* (5 von 11 Fällen).

Das Verhalten der *Pulsfrequenz* war unauffällig. Bei 5 Fällen fanden sich erhöhte *Blutdruckwerte*. Diese Fälle verteilten sich auf beide Gruppen und unterschieden sich auch hinsichtlich der Prognose nicht von den übrigen.

Zusammenfassend läßt sich zur Symptomatologie sagen, daß man auf das akute intrazerebrale Hämatom häufiger durch das Auftreten von Pupillenstörungen und auf das subakute häufiger durch eine sekundäre Bewußtseinsstörung aufmerksam gemacht wird. Die Prognose unserer Fälle ließ ausschließlich Beziehungen zur Geschwindigkeit der Hämatomentwicklung, ob akut oder subakut, erkennen, nicht dagegen zu dem Auftreten oder Fehlen irgendwelcher Einzelsymptome.

Röntgenaufnahmen des Schädels

Frakturen des Hirnschädels ließen sich röntgenologisch bei 20 der 22 Fälle nachweisen, davon 5 kontralateral zum Hämatom, 2 doppelseitig bei einseitiger Blutung und eine frontal bei temporalem Hämatom.

Karotisangiographie

2 frontal und 16 temporal gelegene intrazerebrale Hämatome wurden angiographiert. Die erhobenen angiographischen Befunde sind von FRIEDMANN, SCHMIDT-WITTKAMP und WALTER auch an anderer Stelle beschrieben worden. Auf diese Veröffentlichung wird hingewiesen.

Das Angiogramm bei den *frontalen Hämatomen* entsprach dem eines frontalen raumbeengenden Prozesses, ohne daß es über die Lokalisationsdiagnose hinaus eine Unterscheidung vom frontalen epiduralen Hämatom ermöglicht hätte. Auf diese Situation hatten wir bereits im Abschnitt über die epiduralen Hämatome hingewiesen (vgl. S. 14). Die sagittalen Aufnahmen zeigten in der arteriellen Phase eine bogenförmige Verlagerung der A. cerebri anterior zur Gegenseite. Die Karotisteilungsstelle wirkte wie ausgewalzt. Im seitlichen Bild war der Karotissyphon nach hinten und unten verdrängt, bei relativ flachem Verlauf der A. cerebri media. In der kapillaren und venösen Phase kam es frontal zu verspäteter bzw. fehlender Kontrastfüllung der Gefäße, mit Rückwärtsverlagerung der wenigen dargestellten Brückenvenen.

Da die Bilder ganz denen der frontalen epiduralen Hämatome entsprechen (vgl. Abb. 1 u. 4), wurde auf die Wiedergabe weiterer Angiogramme verzichtet.

Bei den *temporal gelegenen intrazerebralen Hämatomen* war auf den sagittalen Aufnahmen regelmäßig eine Parallelverschiebung der A. cerebri anterior zur Gegenseite zu sehen. Der horizontale Mediaschenkel war angehoben und verlief schräg nach außen oben. Auf den seitlichen Aufnahmen war der Karotissyphon mit nur einer Ausnahme schleifenförmig gestaucht. Der Verlauf der A. cerebri media ließ zwei Formen erkennen. Für die eine Form war charakteristisch, daß das Gefäß im Anfangsteil des aufsteigenden Schen-

kels schräg nach vorn geneigt verlief, um dann in einem fast rechten
Winkel nach occipital umzubiegen und nun teils gestreckt, teils bogig
weiterzuziehen (Abb. 11). Die andere Gruppe war gekennzeichnet
durch einen bogenförmigen bis gestreckten Verlauf der insgesamt
angehobenen A. cerebri media, ohne daß es zu solch ausgeprägter
Knickbildung gekommen wäre (Abb. 12). Die erste Form mit der
auffallenden Abwinkelung der Mediagruppe fand sich etwas häufiger, wenn überwiegend ein umschriebenes Hämatom ohne gleichzeitige ausgedehntere Kontusion vorhanden war, während die
bogenförmige bis gestreckte Anhebung der Mediagruppe häufiger
bei Fällen mit erheblicher Zertrümmerung des Temporallappens
festgestellt werden konnte. Eine sichere Zuordnung von angio-
graphischem Befund und Art des intrazerebralen Hämatoms — ob
akut oder subakut, ob mit mehr oder weniger kontusioneller Zerstörung des Temporallappens — ist aber wegen des kleinen Beob-
achtungsgutes bisher nicht möglich.

Die *Unterscheidung vom subduralen Hämatom* ergibt sich aus dem
Fehlen einer Abdrängung der Gefäße von der Schädelkalotte und
aus der beim temporalen intrazerebralen Hämatom immer vorhandenen Anhebung der Mediagruppe, die beim subduralen Hämatom fehlt.

Für das *epidurale temporal gelegene Hämatom* ist ebenfalls eine
Abdrängung der Hirngefäße von der Schädelkalotte charakteristisch, die allerdings manchmal infolge Gefäßüberlagerungen nur
schwer erkennbar ist. Die Mediagruppe ist auch beim epiduralen
temporalen Hämatom angehoben, besonders wenn die Blutung vorwiegend basal gelegen ist. Im Gegensatz zum epiduralen Hämatom, wo der Karotissyphon meist aufgebogen ist, wirkt er beim
intrazerebralen temporalen Hämatom in der Regel gestaucht
(vgl. S. 13 und 41).

In keinem Fall kam es in Zusammenhang mit der Durchführung
der Karotisangiographie zu Komplikationen.

Die Bestimmung der *Durchlaufzeit des Kontrastmittels* hat wegen
der relativ kleinen Zahlen keine verwertbaren Ergebnisse gebracht.

Luftfüllung der Liquorräume

Nur bei einem einzigen Fall war eine Hirnkammerluftfüllung ausgeführt worden. Dessen Symptomatologie war chronisch verlaufen
und hatte an einen Prozeß der hinteren Schädelgrube denken lassen.
Enzephalographisch konnte lediglich ein raumfordernder Prozeß
links temporal nachgewiesen werden, ohne daß an Hand der Bilder
eine Artdiagnose möglich gewesen wäre.

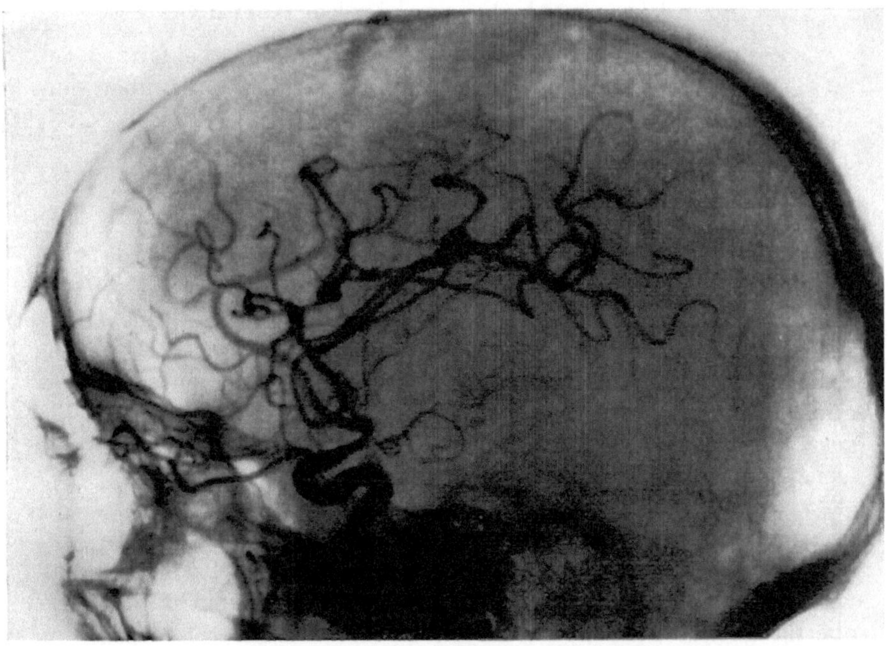

Abb. 11. Fall F. G , Nr. 8303, 21 Jahre alt. *Beispiel eines temporalen intrazerebralen Hamatoms mit winkeliger Anhebung der A cerebri media.* Im Gegensatz zum temporo-basalen epiduralen Hamatom (Abb 2) ist hier die Karotisteilungsstelle nicht verlagert Relative Gefaßarmut des Temporallappens.

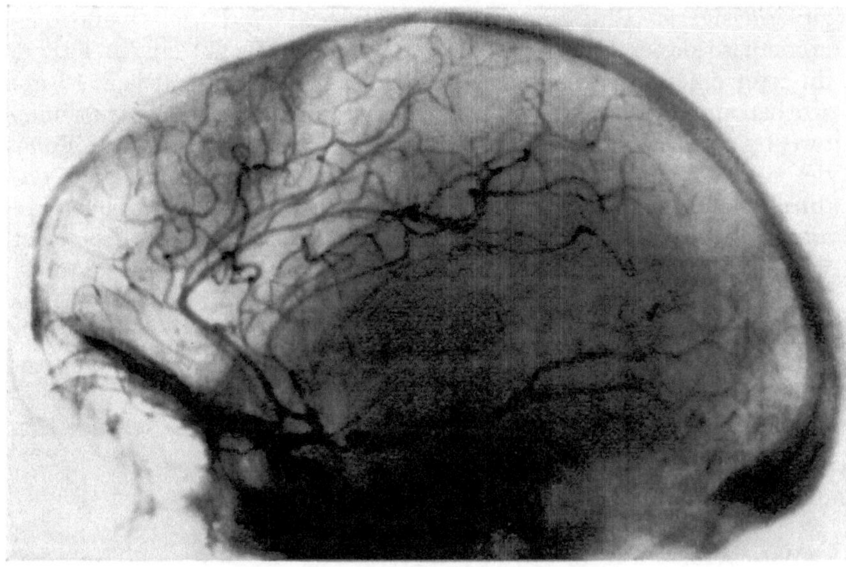

Abb. 12. Fall V. A , Nr. 7055, 44 Jahre alt. *Beispiel eines temporalen intrazerebralen Hämatoms mit bogiger Anhebung der A. cerebri media.* Relative Gefaßarmut des Temporallappens.

Elektrenzephalographische Befunde

Sie konnten nur bei 4 Fällen abgeleitet werden. Dabei fanden sich 3mal Delta-Foci und einmal eine lokale Dysrhythmie über dem Hämatombereich.

Behandlung

Die Hämatome wurden 14mal von einer osteoklastischen Trepanation aus (Bohrloch, das mit dem Luer erweitert wurde) und 8mal von einem osteoplastischen Lappen aus entleert. Nach Eröffnung der Dura — 2mal war die Dura im Trepanationsbereich als Traumafolge zerrissen — fanden sich bei 16 Fällen erhebliche Kontusionen des Hirns, wobei häufig das Hämatom spontan hervorquoll. Bei diesen Fällen wurden Hirntrümmer und Hämatom abgesaugt und blutende Gefäße durch Silberklips, Koagulation und Gelatineschwämmchen versorgt.

Lag das Hämatom in der Tiefe des Marklagers, ohne daß die darüber liegenden Hirnschichten zerstört waren, so wurde entsprechend der aus Palpationsbefund und sichtbarer Rindenverbreiterung kenntlichen Lokalisation, nach Koagulation kleinerer oberflächlicher Rindengefäße, eine Rindeninzision ausgeführt, von der aus das Hämatom zugänglich gemacht und entleert werden konnte. Die osteoplastische Lappenbildung bietet zweifellos die bessere Übersicht und ermöglicht ein schonenderes Vorgehen mit zuverlässigerer Blutstillung. Entsprechend sind die Operationsergebnisse dabei günstiger gewesen. Während von den 15 Fällen, die von einem erweiterten Bohrloch aus operiert wurden, 12 gestorben sind, hatten wir unter den 7 osteoplastischen Trepanationen nur 3 Todesfälle. Dieser Unterschied ist allerdings nicht nur Folge des andersartigen operativen Vorgehens, sondern z. T. auch dadurch bedingt, daß es überwiegend die prognostisch ungünstigen akuten Hämatome waren, bei denen nur ein Bohrloch angelegt wurde. Jedenfalls scheint es ratsam, die intrazerebralen Hämatome, wenn irgend möglich, von einer osteoplastischen Trepanation aus zu versorgen.

Schockbehandlung, Sicherung der Sauerstoffversorgung und sonstige Allgemeinbehandlung entsprechen dem, wie es bei den epiduralen Hämatomen beschrieben ist. Eine *Tracheotomie* ist in vielen Fällen notwendig gewesen.

Mortalität

Wie bereits auf S. 39 dargelegt, betrug die Mortalität bei den traumatischen intrazerebralen Hämatomen 68%. Unterteilt man in akute und subakute Verlaufsformen, so ergibt sich für die akuten eine Sterblichkeit von 91% und für die subakuten eine von 46%.

Katamnesen

Von den 7 überlebenden intrazerebralen Hämatomen konnten 3 nachuntersucht werden.

Ein weiterer Fall liegt erst zu kurz zurück, so daß er in diesem Zusammenhang nicht gewertet werden kann. 3 Patienten sind weder zur Nachuntersuchung erschienen, noch haben sie schriftliche Anfragen beantwortet. Alle Patienten hatten bei der Entlassung noch neurologische Ausfälle.

Bei den Nachuntersuchungen ergab sich, daß sie zwar nicht störungs- und beschwerdefrei, aber doch — wenn auch eingeschränkt — wieder arbeitsfähig geworden waren. 2 Patienten klagten über eine Behinderung durch Kopfschmerzen; im 3. Fall stand eine Wesensänderung, die der Patientin selbst allerdings kaum bewußt wurde, im Vordergrund des klinischen Bildes. Die darüber hinausgehenden anfänglichen neurologischen Ausfälle hatten sich zurückgebildet.

4. Kombinierte Hämatome

Es handelt sich um 9 Fälle, bei denen mehrere verschieden lokalisierte Hämatomformen gleichzeitig bestanden. Im einzelnen fanden sich folgende Kombinationen:

2 Fälle mit epiduralem und subduralem Hämatom,
4 Fälle mit subduralem und intrazerebralem Hämatom,
2 Fälle mit epiduralem und intrazerebralem Hämatom,
1 Fall mit epiduralem, subduralem und intrazerebralem Hämatom, wobei sich das epidurale auf der rechten Seite und das subdurale und intrazerebrale auf der linken Seite befanden.

Die beiden Fälle mit der Kombination von epiduralem und subduralem Hämatom waren hoch akut, mit Auftreten hämatombedingter Ausfälle schon innerhalb der ersten 3 Stunden. Beide sind gestorben. Von den 4 Fällen mit subduralem und intrazerebralem Hämatom war einer akut, die 3 anderen subakut. Von den subakuten ist einer gestorben. Die 3 anderen konnten gerettet werden.

Die beiden Fälle der Kombination von epiduralem und intrazerebralem Hämatom gehörten der subakuten Verlaufsform an. Einer davon ist gestorben.

Der eine Fall mit gleichzeitigem Vorhandensein sowohl eines epiduralen wie auch eines subduralen und intrazerebralen Hämatoms verlief subakut. Die operative Behandlung war erfolgreich.

Das klinische Bild ließ keine Unterschiede zu vergleichbaren
einfachen Hämatomen erkennen. Angiographisch war die Kombination vom subduralem und intrazerebralem Hämatom daran
kenntlich, daß sowohl eine Abdrängung der Gefäße von der Kalotte,
dem subduralem Hämatom entsprechend, wie auch im Seitenbild

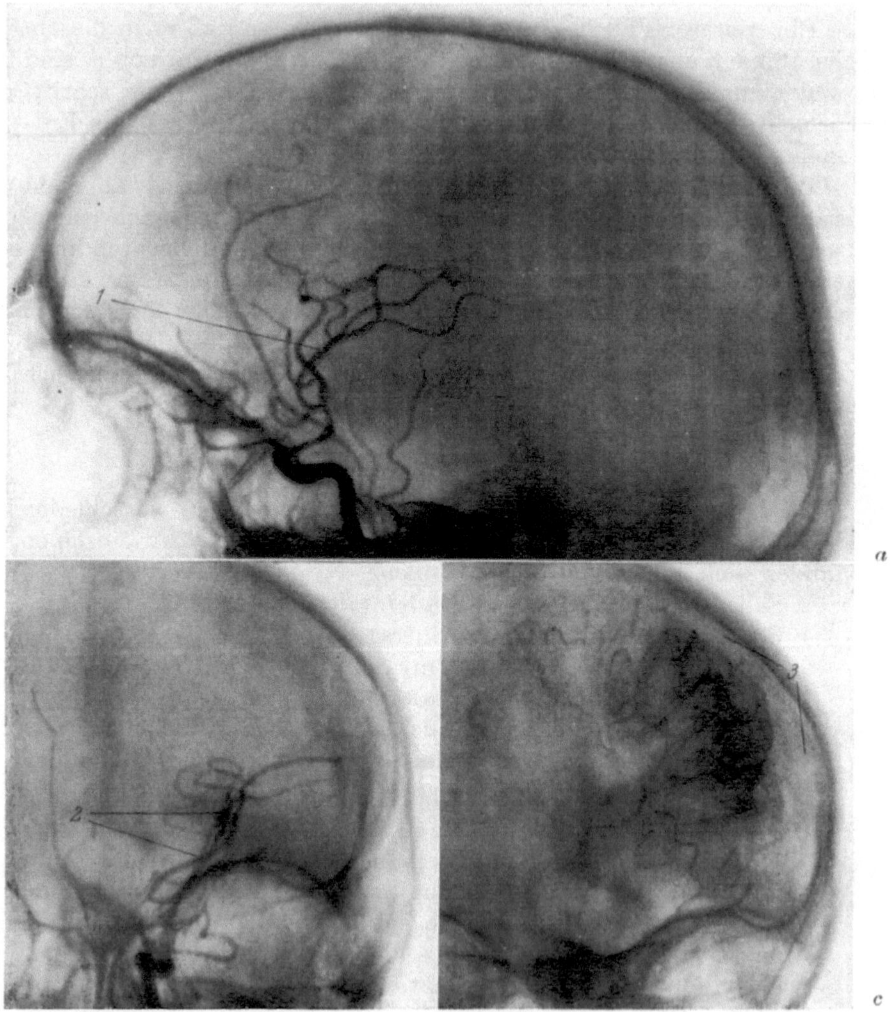

Abb. 13 a—c. Fall B. J., Nr. 5704a, 44 Jahre alt. *Beispiel eines kombinierten subduralen und temporal-
intrazerebralen Hämatoms.* Charakteristisch sind Anhebung der A. cerebri media im Seitenbild und
Anhebung des horizontalen Mediaschenkels im a.-p.-Bild als Ausdruck des temporalen intrazerebralen
Hämatoms sowie die Abdrangung der Hirngefäße von der Schadelkalotte, die besonders gut in der
venosen Phase sichtbar wird, als Folge des gleichzeitigen subduralen Hamatoms. *1.* Bogenformige
Anhebung der Mediagruppe im Seitenbild. *2.* Anhebung des horizontalen Mediaschenkels. *3.* Abdrangung der Hirngefaße von der Schadelkalotte.

eine Anhebung der Mediagruppe, entsprechend dem intrazerebralen Hämatom, gefunden wurden (Abb. 13). Die Kombination von epiduralem und subduralem Hämatom ließ sich auch angiographisch nicht nachweisen. Das Bild entsprach dem eines epiduralen Hämatoms. Von den beiden Fällen mit epiduralem und intrazerebralem Hämatom bot einer das Bild des epiduralen und einer das des intrazerebralen Hämatoms, ohne daß die zusätzliche Blutansammlung präoperativ erkennbar war. Bei dem letzten Fall mit der Kombination von 3 verschiedenen Hämatomen waren beide Seiten angiographiert worden, wobei sich auf der einen Seite das typische Bild des epiduralen und auf der anderen das des intrazerebralen Hämatoms ergab. Das zusätzliche subdurale war präoperativ nicht zu erkennen. Der Verdacht auf beidseitige Blutungen hatte sich aus dem Fehlen einer Seitenverschiebung der A. cerebri anterior ergeben.

Von den 5 überlebenden sind zwei Fälle wieder beschränkt arbeitsfähig geworden. Die übrigen 3 liegen noch zu kurz zurück.

5. Hämatomverdacht: nicht bestätigte Fälle

In den letzten 6 Jahren wurden insgesamt 35 Patienten unter Hämatomverdacht angiographiert, obne daß sich ein entsprechender Befund ergeben hätte. Diese Fälle sollen hier ebenfalls dargestellt werden, um zur Frage der diagnostischen Weitigkeit von Verlauf und klinischem Befund Stellung nehmen zu können; denn dazu genügt es zweifellos nicht, nur die positiven Fälle zu analysieren. Wir haben uns bei dieser Untersuchung auf die angiographierten Fälle der letzten Jahre beschränkt, weil der negative angiographische Befund die Möglichkeit, daß eventuell ein Hämatom übersehen sein könnte, zuverlässiger ausschließt, als dies ohne Angiographie nur auf Grund negativer Probetrepanationen möglich wäre. Die Fälle sind in 2 Gruppen unterteilt worden. Die 1. Gruppe umfaßt diejenigen Krankheitsbilder, bei denen nach dem klinischen Befund der Hämatomverdacht so dringlich war, daß unbedingt hätte trepaniert werden müssen, wenn die Angiographie nicht den Ausschluß einer raumbeengenden Blutung ermöglicht hätte.

In der 2. Gruppe sind die Fälle zusammengefaßt, deren Hämatom-Symptomatologie zwar weniger „klassisch" war, wo aber doch der begründete Verdacht auf eine traumatische intrakranielle Blutung bestand.

Bei der 1. Gruppe handelt es um sich 21 Fälle mit „klassischer" Hämatomsymptomatologie. Davon waren 12 akut, mit Beginn der Erscheinungen innerhalb der ersten 12 Stunden nach dem Trauma. Erstsymptome waren:

4mal Anisokorie und Streckkrämpfe,
2mal Anisokorie und Parese,
4mal sekundäre Bewußtseinsstörung,
2mal sekundäres Auftreten einer Hemiparese.

Bei den subakuten Fällen ergab sich der Hämatomverdacht 6mal aus dem sekundären Auftreten einer Bewußtseinsstörung innerhalb der ersten 3 Tage, 2mal aus einer Anisokorie und Stauungspapille und einmal aus der Entwicklung einer Halbseitenlähmung am 5. posttraumatischen Tag.

Die 2. Gruppe umfaßt 14 Fälle. Der Hämatomverdacht stützte sich hier je einmal auf den Befund von Bewußtlosigkeit, Streckkrämpfen und Parese bzw. einer Anisokorie schon bei der Klinikaufnahme, 3mal auf die Entstehung einer Stauungspapille und je einmal auf das sekundäre Auftreten einer Parese bzw. von zunehmenden Kopfschmerzen, Erbrechen und Schwindelerscheinungen. 7mal wurde die Angiographie wegen mangelnder Rückbildung von neurologischen Ausfällen zum Ausschluß eines Hämatomes ausgeführt.

Von der zuletzt beschriebenen 2. Gruppe sind keine Patienten gestorben, während von den 21 Fällen der 1. Gruppe 8 ad exitum kamen. Davon konnten 5 seziert werden. Eine raumbeengende Blutung fand sich bei keinem dieser Patienten. Es handelte sich durchweg um kontusionelle Schädigungen, davon einmal um eine ausgeprägte Hirnstammkontusion (klinisch Bewußtlosigkeit, Streckkrämpfe und Anisokorie), bei den übrigen um multiple Kontusionen, teils mit Ödem, teils mit mehreren kleinen, nicht raumbeengenden, rindennahen Markblutungen.

Es ist wahrscheinlich, daß auch bei den Überlebenden das sekundäre Auftreten von Ausfallserscheinungen, das den Hämatomverdacht begründete, zum Teil durch Ödemreaktion und kleine nicht raumbeengende Blutungen verursacht worden waren. Daneben spielen, wie im Kapitel über die Differentialdiagnose näher begründet, auch Sauerstoffmangelzustände eine bedeutende Rolle.

III. Besprechung des Schrifttums
1. Epidurale Hämatome
Häufigkeit

Über die absolute Häufigkeit des Vorkommens von epiduralen Hämatomen nach Schädeltraumen lassen sich an Hand unseres Materials keine Aussagen machen, da verständlicherweise nur ein ausgelesenes Krankengut in eine neurochirurgische Spezialklinik eingewiesen wird. Die relative Häufigkeit, bezogen auf die Zahl der in neurochirurgischen Abteilungen behandelten frischen Schädel-Hirn-Verletzungen, nimmt, wie dies kürzlich PECKER u. Mitarb. dargelegt haben, in letzter Zeit ständig zu. Sie stieg im Krankengut von PECKER während der letzten 10 Jahre von 3 bis 4 % auf 13 %.

Die Häufigkeitsangaben des früheren Schrifttums schwanken nach BRODIN zwischen 0,64% und 5%. In dem kürzlich veröffentlichten Bericht von LIN, COOK und BROWDER, der sich auf eine Serie von 46 574 stationär behandelten Schädel-Hirn-Verletzten bezieht, lag die Häufigkeit der epiduralen Hämatome mit 0,4% allerdings etwas niedriger. Für Kinder geben CAMPBELL und COHEN eine Zahl von 1,7% und WAKELY u. Mitarb. eine von 2% an. Geburtstraumen sollen bei 2,6% zu epiduralen Hämatomen führen (MUNRO). Bei Patienten mit Schädelbrüchen liegt die Häufigkeit nach BRODIN bei etwa 8%. Sektionsstatistiken bringen durchweg höhere Prozentzahlen, die aber der tatsächlichen Häufigkeit deshalb nicht entsprechen können, weil wegen der höheren Mortalität relativ mehr Patienten mit Hämatom zur Sektion kommen müssen als Patienten mit traumatischen Hirnschädigungen ohne diese Komplikation.

An dieser Stelle muß darauf hingewiesen werden, daß nicht jede epidurale Blutansammlung mit der Bezeichnung „epidurales Hämatom" belegt werden sollte. Erst wenn die Blutung soviel Raum beansprucht, daß eine Beeinträchtigung des Gehirns verursacht wird, gewinnt sie klinische Bedeutung. Im folgenden werden deshalb grundsätzlich nur wirklich raumbeengende epidurale Hämatome berücksichtigt.

Angaben über ein *Minimalvolumen*, das erreicht sein muß, um eine merkliche, intrakranielle Drucksteigerung mit Funktionsstörungen des Gehirns zu verursachen, können deshalb nicht gemacht werden, weil sowohl die Zeit, innerhalb der sich ein raumbeengender Prozeß entwickelt, wie auch die Reaktion des Hirngewebes selbst (Zirkulationsstörungen und Ödem), eine bedeutsame Rolle spielen. Außerdem kann das Volumen der sogenannten Reserveräume des Schädelinneren, z. B. infolge einer Altersatrophie des Gehirns, verschieden groß sein. Der von v. BERGMANN angegebene Grenzwert, wonach erst Hämatome von mehr als 60 g Gewicht klinische Erscheinungen machen sollen, ist deshalb nur mit Vorbehalt und als Annäherungszahl zu bewerten.

Verlaufsformen

Von fast allen Autoren, die über die epiduralen Hämatome gearbeitet haben, wird auf das Vorkommen verschieden langer Intervalle zwischen dem Trauma und dem Auftreten der ersten hämatombedingten Erscheinungen hingewiesen, wobei besonderes Augenmerk auf das sogenannte „freie Intervall" gerichtet wurde. Die Häufigkeitsangaben über das Vorkommen der verschieden langen Intervalle stimmen mit den eigenen Zahlen relativ gut überein (Übersicht über das ältere Schrifttum bei MELCHIOR; neuere Literatur bei BRODIN und bei LAZORTHES). Es ergibt sich daraus, daß bei rund zwei Drittel aller epiduralen Hämatome die spezielle Symptomatologie bereits innerhalb der ersten 12 Stunden beginnt. Bei dem restlichen Drittel verteilt sich der Beginn der Hämatommanifestation zu etwa gleichen Teilen auf den Zeitraum zwischen 12 und 48 Stunden bzw. auf die Zeit nach Ablauf der ersten 2 Tage. Dabei wird übereinstimmend die Ansicht vertreten, daß die Prognose der subakuten und chronischen epiduralen Hämatome bei operativer Behandlung ausgesprochen gut ist. Todesfälle sind hier mit Ausnahme von PECKER u. Mitarb. bisher nicht mitgeteilt worden. Die Abgrenzung der akuten von den subakuten und chronischen Formen entspricht also nicht nur symptomatologisch-diagnostischen, sondern auch prognostischen Unterschieden. Selbst innerhalb der Gruppe der akuten epiduralen Hämatome scheint die Prognose um so ungünstiger zu sein, je kürzer das Intervall zwischen dem Trauma und den ersten hämatombedingten Symptomen ist (TENGESDAL). Berichte über subakute und chronische epidurale Hämatome finden sich bei DAVINI, FAGER, IMLER und SKULTETY, JACKSON und SPEAKMAN, KAUTZKY und SCHRÖDER, KING und CHAMBERS, KRÜGER, MUSSLER und SCHWARZ, NORA und ROSENBLUTH, PECKER u. Mitarb., ROWBOTHAM und WHALLEY, SCHULZE, TROWBRIDGE, PORTER und FRENCH. In seltenen Fällen kommt es sogar zur Abkapselung dieser Hämatome.

Das sogenannte freie Intervall, das nur bei etwa 60% aller Fälle des Schrifttums gefunden wurde, ist allerdings nicht identisch mit der von uns gewerteten Zeitspanne. Das freie Intervall rechnet vom Zeitpunkt des Abklingens einer eventuellen primären Bewußtlosigkeit bis zum Auftreten der hämatombedingten sekundären Bewußtseinsstörung, ist also von der Dauer der primären Bewußtlosigkeit und damit zum Teil von der Schwere der primären Hirnschädigung abhängig, während unsere Einteilung unabhängig davon die Zeitspanne zwischen Trauma und Hämatommanifestation erfaßt.

Für die Prognose ist — wie sich auch bei intrakraniellen raumbeengenden Prozessen anderer Genese bestätigt hat (TÖNNIS) — die Zeit, innerhalb der sich eine intrakranielle Drucksteigerung entwickelt, von entscheidender Bedeutung. Dem entspricht, daß sich die verschieden schweren primären Hirnschädigungen etwa gleichmäßig über die 2 Gruppen unseres Krankengutes von epiduralen Hämatomen verteilen und somit die Unterschiede der Mortalität dieser Gruppen nicht erklären.

Blutungsquelle

Die Entwicklungsgeschwindigkeit der epiduralen Hämatome dürfte in erster Linie von der Art der Blutungsquelle abhängen. Blutungen aus dem Hauptstamm der A. meningea media sowie aus den Sinus bzw. größeren in die Sinus einmündenden Venen sollen rasch zunehmende Hämatome verursachen, während die Eröffnung kleinerer Arterien und Venen als Ursache der subakuten und chronischen Hämatome anzusehen sind (CAMPBELL und COHEN, IMLER und SKULTETY, REICHERT und MORRISSEY, RÖTTGEN u. a.). Nach VORIS sowie LAZORTHES soll es auch vorkommen, daß primär eine Blutung aus einem kleineren arteriellen Gefäß erfolgt, und daß zusätzlich sekundär, durch Ablösung der Dura von der Kalotte, auch venöse Gefäße eröffnet werden. Sichere Zahlenangaben über die Häufigkeit, mit der die einzelnen Gefäße als Blutungsquelle vorkommen, lassen sich weder an Hand des Schrifttums noch des eigenen Krankengutes geben. Zweifellos stehen die A. meningea media und ihre Äste nach Zahl und Bedeutung an der Spitze (GERARD-MARCHANT 30mal unter 55 Fällen, CHIPAULT 72mal unter 121 Fällen, LAZORTHES 8 von 12 Fällen, MUNRO u. Mitarb. 70% von 44 Fällen). Venöse Blutungsquellen scheinen nach der Literaturzusammenstellung von BRODIN nur mit 17—19% beteiligt zu sein.

Lebensalter und Geschlecht

Der Einfluß des Lebensalters auf die Prognose wird im Schrifttum unterschiedlich bewertet. Während BRODIN wie auch VORIS sowie PECKER u. Mitarb. die Ansicht vertreten, daß die Mortalität bei älteren Patienten höher liegt und CAMPBELL unter 20 Kindern mit nur 3 Todesfällen eine unterdurchschnittliche Mortalität bei Kindern wahrscheinlich machen kann, hält WERTHEIMER das Lebensalter nicht für einen wesentlichen Faktor. Das eigene Krankengut läßt keine altersbedingten Mortalitätsunterschiede erkennen, erlaubt aber wegen des Fehlers der kleinen Zahl keine verbindliche Aussage. Diese Einschränkung gilt zweifellos auch für die meisten Schrifttumsberichte, zumal bei jeder statistischen Auswertung die Entwicklungsgeschwindigkeit der Hämatome als prognostisch bedeutsamer Faktor zu berücksichtigen ist und die Fälle entsprechend unterteilt werden müßten. Die Frage nach dem Einfluß des Lebensalters auf die Prognose kann deshalb zur Zeit noch nicht sicher beantwortet werden. Es hat den Anschein, als wäre es nur im Kindesalter und im Greisenalter ein wesentlich verlaufsbestimmender Faktor.

Entsprechend der unterschiedlichen Unfallexposition ist in den meisten veröffentlichten Serien der Anteil des männlichen Geschlechtes wesentlich höher als der des weiblichen.

Lokalisation

KRÖNLEIN unterschied neben den außerordentlich seltenen diffusen epiduralen Hämatomen, 3 umschriebene Formen: das am häufigsten vorkommende temporo-parietale Haematoma medium, das seltenere parieto-occipitale Haematoma posterius und das noch seltenere fronto-temporale Haematoma anterius. Es wurde allerdings schon bald darauf hingewiesen (DEGE, OKONEK, TÖNNIS u. v. a.), daß diese Einteilung und die daraus gezogenen operativen Folgerungen den tatsächlichen Verhältnissen nicht gerecht werden. Von den Punkten aus, an denen nach KRÖNLEIN trepaniert werden soll, können nämlich weder die rein frontal gelegenen, noch die ausschließlich occipital oder nur an der Basis der mittleren Schädelgrube oder im Bereich der hinteren Schädelgrube vorkommenden Hämatome gefunden und entleert werden.

Frontale Hämatome sollen nach der Literaturzusammenstellung von BRODIN in 9% von 172 Fällen gefunden worden sein (siehe auch AF BJÖRKESTEN). Allerdings gibt PUECH bei seinen Fällen eine Häufigkeit von 17% an, die den Verhältnissen unseres Krankengutes (21%) besser entspricht. In dem kürzlich veröffentlichten Bericht von VERBIEST beträgt die entsprechende Zahl 12%.

Die Häufigkeit der occipitalen Lokalisationen wird nach BRODIN im Mittel mit 12% angegeben. Allerdings liegen die seitdem veröffentlichten Zahlen von WERTHEIMER (3%) und die von PUECH (7%) etwas niedriger und stimmen weitgehend mit dem eigenen Krankengut (5%) überein. Abweichend von allen übrigen Veröffentlichungen berichtet PECKER über 50 parieto-occipitale epidurale Hämatome bei einem Gesamtkrankengut von 111 Fällen.

Hämatome im Bereich der hinteren Schädelgrube sollen in etwa 7% aller epiduralen Hämatome (im eigenen Krankengut keine Fälle, unter den 111 Fällen von PECKER nur einer) gefunden werden. GORDY beschrieb unter 504 sezierten Fällen mit Schädelfraktur 104 epidurale Hämatome, von denen 6 in der vorderen und 14 in der hinteren Schädelgrube lagen. Insgesamt gehen die Häufigkeitsangaben zwar ziemlich auseinander, zeigen aber doch, daß mit einer zu berücksichtigenden Zahl solch „atypischer" Lokalisationen gerechnet werden muß (frühere Literatur bei BRODIN und bei LAZORTHES; neuere Veröffentlichungen liegen vor von ARONSON und RANSOHOFF, CALLIAUW CAMPBELL, WHITFIELD und GREENWOOD, HOOPER, KAUTZKY und SCHRÖDER, KRÜGER, PETIT-DUTAILLIS, GUIOT, PERTUISET und LE BESNERAIS, SCHNEIDER, KAHN und CROSBY). Doppelseitige Hämatome sollen nach der Schrifttumsübersicht von BRODIN in 4—5% der Fälle zu erwarten sein. WERTHEIMER hatte unter 38 Fällen 4. Im eigenen Krankengut sind keine vorgekommen.

Es läßt sich weder an Hand des Schrifttums noch der eigenen Fälle wahrscheinlich machen, daß die Lokalisation der Hämatome von wesentlichem Einfluß auf die Mortalität ist.

Klinische Symptomatologie

Übereinstimmend mit den Beobachtungen am eigenen Krankengut finden sich im Schrifttum keine Angaben über prinzipielle Unterschiede der Symptomatologie bei den verschiedenen möglichen Lokalisationen. Nur die seltenen *epiduralen Hämatome der hinteren Schädelgrube* sind gesondert zu erwähnen, weil sie häufiger einen subakuten bis chronischen Verlauf mit Zeichen allgemeiner intrakranieller Drucksteigerung und Hinterkopfschmerz, manchmal auch zerebellaren oder mesenzephalen Ausfallserscheinungen bieten. Der Nachweis einer Fraktur im Bereiche der Hinterhauptsschuppe kann bei derartiger Symptomatologie dann fast als Beweis angesehen werden. Das Karotisangiogramm läßt verständlicherweise diagnostisch bei dieser Sonderform im Stich. Das Ventrikulogramm bietet unspezifische Veränderungen im Sinne eines raumbeengenden Prozesses der hinteren Schädelgrube.

Die *supratentoriellen epiduralen Hämatome* verschiedener Lokalisationen unterscheiden sich hinsichtlich ihrer Symptomatologie nicht und können deshalb gemeinsam besprochen werden.

Schrifttumsangaben und eigene Beobachtungen stimmen weitgehend überein, sowohl bezüglich der Häufigkeit von *freiem Intervall* und *sekundärer Bewußtseinstrübung* (Literatur nach BRODIN im Mittel 60%; WERTHEIMER und MARET 11 von 24 Fällen; eigenes Krankengut 31mal unter 43 Fällen) wie auch bezüglich der Häufigkeit und lokalisationsdiagnostischen Bedeutung des Auftretens von *Pupillendifferenzen* (homolaterale Pupillenerweiterung) nach BRODIN in 30% von 287 Fällen des Schrifttums, kontralaterale bei 9—10%; im eigenen Krankengut drei Viertel der Pupillenerweiterungen homolateral, ein Viertel kontralateral.

Bei manchen Fällen ist es eine Frage des Zeitpunktes der Untersuchung, ob man homolateral eine engere oder weitere Pupille findet. Wie TÖNNIS gezeigt hat, kommt es bei einseitigen intrakraniellen raumbeengenden Prozessen in Zusammenhang mit einer Einklemmung von mediobasalen Teilen des Schläfenlappens in den Tentoriumschlitz zunächst zu einer Pupillenverengung auf der Seite der Drucksteigerung. Diese geht bei Fortschreiten des Prozesses in eine Erweiterung über, bis hin zur maximal weiten, lichtstarren Pupille, wie sie häufig als typisch beschrieben wird. Die kontralaterale Pupille durchläuft die gleichen Veränderungen erst zu späterem Zeitpunkt.

Neben diesem Mechanismus kommen aber auch anders bedingte Pupillendifferenzen nach Schädeltraumen vor, unabhängig davon, ob sich ein Hämatom entwickelt oder nicht (Literatur bei LAZORTHES). Vor allem sind direkte Läsionen des 3. Hirnnerven zu erwähnen, wobei kurzzeitige Verformungen des Schädels und Schleuderbewegungen des Gehirns eine Rolle spielen. Derartige Pupillenstörungen können auch als Folge von Hirnödem bei kontusionellen Hirnschädigungen vorkommen. In keinem Fall darf man sich aber mit der Annahme einer solchen Möglichkeit beruhigen, ehe nicht das Hämatom durch Angiographie oder notfalls Probetrepanation ausgeschlossen ist.

Stauungspapillen wurden, übereinstimmend mit unseren Fällen, vorwiegend bei den chronischen Hämatomen gefunden (WERTHEIMER). Dabei ist allerdings zu beachten, daß auch bei Hirnkontusionen ohne Hämatom während der Ödemphase eine Stauungspapille auftreten kann (GUILLAUMAT, MORAX und OFFRET, LINDGREEN), die allerdings in der Regel nach wenigen Tagen wieder zurückgeht. Der Befund einer Stauungspapille beweist also für sich allein nicht das Vorliegen eines intrakraniellen Hämatoms.

Das Auftreten von *Streckkrämpfen* bei epiduralen Hämatomen ist erstmalig 1921 von JEFFERSON beschrieben worden. Sie werden ebenso wie die zentralen Atemstörungen als prognostisch ungünstige Zeichen gewertet (WERTHEIMER). Dem entspricht die eigene Erfahrung, daß von 10 Fällen mit Streckkrämpfen 6 und von 6 Fällen mit zentralen Atemstörungen 5 gestorben sind.

Abweichend von unseren Beobachtungen wird von BRODIN eine *relative Pulsfrequenzverlangsamung* unter 157 Fällen der Literatur mit 68% verhältnismäßig häufig gefunden, während die entsprechende Zahl bei uns nur 7% ausmacht. CAMPBELL fand normale, verlangsamte und beschleunigte Pulsfrequenz unter 20 Fällen jeweils mit etwa gleicher Häufigkeit. Eine Begründung für das abweichende Verhalten unserer Fälle kann nicht gegeben werden.

Daß dem *Blutdruckverhalten* keine diagnostische Bedeutung zukommt, findet im Schrifttum seine Bestätigung.

Röntgenaufnahmen des Schädels

Von praktisch allen Autoren wird betont, daß Frakturen im Bereiche des Hirnschädels außerordentlich häufig und meist homolateral zum Hämatom gefunden werden. Allerdings gelingt der röntgenologische Nachweis nicht immer (RAAF 82%; WERTHEIMER und MARET 60%). Durch bessere Aufnahmetechnik und Anfertigung entsprechender Spezialaufnahmen würde sich die Zahl der positiven Befunde zwar steigern lassen (OKONEK), doch scheitert eine ausreichende röntgenologische Untersuchung unter Umständen am bedrohlichen Zustand des Patienten. Entsprechend werden bei Autopsien Frakturen fast nie vermißt (STRELI: 1 Fall ohne Fraktur unter 25 Autopsien; WERTHEIMER: 1 Fall unter 15). Nur bei Kindern sollen epidurale Hämatome häufiger auch ohne Schädelbruch auftreten (ASTERIADES, CAMPBELL u. Mitarb., FALCONER und SCHILLER, MEALEY). Kontralaterale Frakturen sind als außerordentlich selten beschrieben worden (ELLIS, WERTHEIMER, 1 eigener Fall).

Insgesamt kann gesagt werden, daß der röntgenologische Nachweis einer Frakturlinie dann, wenn der klinische Befund an die Möglichkeit eines traumatischen Hämatoms denken lassen muß, eine wesentliche lokalisationsdiagnostische Hilfe bedeutet. Im Falle daß aus äußeren Gründen nicht angiographiert werden kann, empfiehlt es sich, zunächst eine Probetrepanation im Frakturbereich auszuführen.

Karotisangiographie

Die Schrifttumsberichte über den angiographischen Nachweis traumatischer intrakranieller Blutungen (der erste derartige Bericht wurde 1936 von LÖHR veröffentlicht) beschränken sich zum Teil auf die Lokalisation der Hämatome, ohne die Frage der Differentialdiagnose der verschiedenen Blutungsformen aufzugreifen (PETIT-DUTAILLIS u. Mitarb.). Andere halten es nicht für möglich, diese Differentialdiagnose aus dem Angiogramm zu stellen (FASIANI). LINDGREN und auch WICKBOM hielten eine Unterscheidung zwischen epiduralem und subduralem Hämatom nur dann für möglich, wenn es sich um eine sehr hoch gelegene epidurale Blutung handelt, die über die Mittellinie reicht und den Sinus longitudinalis superior von der Kalotte abgedrängt hat. Wir hatten schon darauf hingewiesen, daß eine solche Abdrängung des Sinus lediglich vorgetäuscht sein kann und entsprechende Befunde gelegentlich auch an Angiogrammen von Patienten gefunden werden, die mit Sicherheit kein epidurales Hämatom haben.

Diagnostisch zuverlässiger ist zweifellos die Beobachtung von NORMAN, die mit unseren Befunden übereinstimmt (FRIEDMANN, SCHMITT-WITTKAMP und WALTER), daß sich nämlich größere im Temporo-Parietal-Bereich gelegene epidurale Hämatome bereits kurz nach dem Trauma im Angiogramm als bikonvexer (linsenförmiger) oder plankonvexer gefäßfreier Raum darstellen, während subdurale Hämatome sich zunächst flächenhaft über der Hemisphäre ausbreiten (Sichel- bzw. Kappenform) und erst nach Wochen Linsenform annehmen. Nur sehr kleine epidurale Blutungen sind sichelförmig, können aber auch dann als solche erkannt werden, weil sie sich auf kleineren Raum beschränken, als dies bei akuten subduralen Hämatomen gleicher Dicke der Fall zu sein pflegt.

Bei den frontalen und den occipitalen epiduralen Hämatomen kann, wie PECKER übereinstimmend mit den eigenen Erfahrungen berichtet (FRIEDMANN, SCHMIDT-WITTKAMP und WALTER), die Differentialdiagnose zur intrazerebralen raumbeengenden Blutung in den meisten Fällen nicht gestellt werden, während sie bei temporaler Lokalisation, wie auch WEBSTER, DAWSON und GURDJIAN betonen, nur selten Schwierigkeiten bereitet.

Allerdings scheint uns, im Gegensatz zu diesen Autoren, die Art der Aufwärtsverlagerung der A. cerebri media im seitlichen Bild weniger aufschlußreich als auf dem a. p. Bild das Vorhandensein bzw. Fehlen einer Gefäßabdrängung von der Schädelkalotte. Diese ist gelegentlich infolge Gefäßüberlagerungen nur schwer zu erkennen.

Luftfüllung der Liquorräume

Wie auch im eigenen Krankengut ist sie bei den Fällen des Schrifttums nur ausnahmsweise angewendet worden. Sie ist also für die Diagnostik der epiduralen Hämatome so wenig belangvoll, daß auf eine weitere Besprechung verzichtet werden kann.

Elektrenzephalographische Befunde

Über hirnelektrische Untersuchungen bei epiduralen Hämatomen liegen bisher nur relativ wenig Berichte vor (BUSHE, LEBASCLE, MASSEBOEUF und ACQUAVIVA; weitere Literatur bei STEINMANN). Auch die eigenen Zahlen sind nur klein, weil es sicher richtiger ist, sich bei einem hoch akuten Zustandsbild sofort zur Durchführung der diagnostisch eindeutig klärenden Angiographie zu entschließen, ohne zeitraubende Zusatzuntersuchungen anzustellen. PUECH u.

Mitarb. fanden bei allen akuten traumatischen Hämatomen (insgesamt 31 Fälle) pathologische Veränderungen des Hirnstrombildes, wobei die epiduralen Hämatome eine geringere Frequenzverlangsamung aufwiesen als die akuten subduralen und die intrazerebralen Blutungen. Aus dem EEG allein kann die Diagnose selbstverständlich nicht gestellt werden. Zusammen mit dem klinischen Bild und der Röntgenuntersuchung kommt dem Befund nur einseitig betonter Frequenzverlangsamung aber doch erhebliche diagnostische Bedeutung zu.

Behandlung

Auf die Notwendigkeit der Schockbekämpfung und des Freimachens der Atemwege wurde bereits auf S. 20 hingewiesen. Es soll nochmals betont werden, wie sehr besonders Kleinkinder von Seiten des Kreislaufs gefährdet sind, für die bereits der Blutverlust im Zusammenhang mit der Entwicklung des Hämatoms von Bedeutung sein kann. Übereinstimmende Beobachtungen wurden von JUNET und ARABIEN veröffentlicht.

Die operative Entleerung der epiduralen Hämatome wird nach Ansicht der meisten Autoren von einer osteoklastischen Trepanation (Bohrloch, das mit dem Luer erweitert wird) vorgenommen, da auf diese Weise der Eingriff am raschesten ausgeführt werden kann (GUIOT u. a.). Nur bei sehr ausgedehnten Blutungen wird zur Bildung eines osteoplastischen Lappens geraten (PUECH).

Bei frontaler und occipitaler Lokalisation halten wir es allerdings für ratsamer, auf jeden Fall einen osteoplastischen Lappen zu bilden, und zwar deshalb, weil in diesen Fällen weder klinisch noch angiographisch eine sichere Unterscheidung vom intracerebralen Hämatom möglich ist. Die Versorgung einer intrazerebralen Blutung von einer kleinen osteoklastischen Trepanation aus kann aber unter Umständen schwierig sein. Auch dann, wenn es sich tatsächlich um eine epidurale Blutung handelt, läßt sie sich, sofern sie frontopolar oder frontobasal gelegen ist, nur schwer von einem über der Konvexität angelegten Bohrloch aus erreichen, ohne daß eine entstellende Narbe und Knochenlücke im Stirnbereich zurückbleibt.

Mortalität

Die Schrifttumsangaben zur Mortalität der supratentoriellen Hämatome schwanken zwar zwischen 14% und 95%, doch sind die hohen Mortalitätszahlen (SCHNEIDER und TYTUS) in erster Linie auf mangelhafte Diagnostik oder zu späte Patienteneinweisung zurückzuführen (BUSCH 14%, LINDGREN 17%, eigenes Kranken-

gut 28%, RAAF 36%, PECKER u. Mitarb. 37%, SHENKIN u. Mitarb.
42%, McKENZIE 45%, VORIS 45%, LEWIN 47%, PICKELS 50%,
BRODIN 50%, LAZORTHES 58%, MUNRO 59%, KENNEDY 65%,
MOODY 89%, BRIESEN 95%). Für die Hämatome der hinteren
Schädelgrube läßt sich an Hand der Angaben von BELLER u. Mitarb.,
CAMPBELL u. Mitarb., GAGE, HOOPER, SCHNEIDER u. Mitarb. bei
insgesamt 16 Fällen eine Mortalität von 38% errechnen. Diese Zahl
entspricht etwa dem Mittel auch der supratentoriellen Hämatome.

Sofern nicht eine rechtzeitige operative Behandlung versäumt
wurde, betrafen die Todesfälle ausschließlich die akuten epiduralen
Hämatome.

Katamnesen

Bezüglich des späteren Schicksals der Patienten mit epiduralem
Hämatom wird von den meisten Autoren — ohne nähere Zahlenangaben — auf die relativ gute Prognose hingewiesen.

Genauere Katamnesen scheinen nur selten vorhanden. CAMP-
BELL teilte mit, daß von den 18 überlebenden Kindern seines
Krankengutes nur bei einem bleibende Störungen entstanden waren.
Die 4 Fälle von IMLER wurden alle als geheilt bezeichnet. PUECH
zog das EEG als prognostisches Kriterium heran und fand, daß
diejenigen Patienten folgenlos gesundeten, bei denen sich die anfänglichen EEG-Veränderungen rasch rückgebildet hatten. Dem
entspricht die eigene Beobachtung, daß die Prognose davon abhängig ist, ob sich der neurologische Befund noch während der
Klinikbehandlung normalisiert oder ob die Restitution längere Zeit
benötigt.

2. Subdurale Hämatome

Wie ganz allgemein in dieser Arbeit, sollen hier nur die wirklich raumbeengenden Blutansammlungen berücksichtigt werden,
während geringere Blutungen in den Subduralraum außer Betracht
bleiben. Diese sollen nach LINK bei etwa 70% aller Fälle mit gedeckten traumatischen Hirnschädigungen (Sektionsmaterial!) gefunden werden. Sie sind für das Schicksal des Verletzten nicht von
wesentlicher Bedeutung. Wir folgen der von TÖNNIS gegebenen
Begriffsbestimmung, wonach nur die raumbeengenden subduralen
Blutansammlungen als subdurale Hämatome bezeichnet werden,
zur Abgrenzung von den subduralen Blutungen, die nicht als raumfordernder Faktor in Erscheinung treten.

Die Besprechung erfolgt jeweils gesondert für die akuten, subakuten und chronischen subduralen Hämatome. Da allerdings das

Schrifttum die hier vorgeschlagene Unterscheidung zwischen akuten und subakuten Fällen entweder gar nicht kennt oder die Grenzen anders zieht, ist es nicht zu vermeiden, die beiden ersten Gruppen gelegentlich gemeinsam zu betrachten. Dabei ist es ein wesentlicher gemeinsamer Punkt, daß die traumatische Genese sowohl der akuten wie auch der subakuten subduralen Hämatome unbestreitbar ist, während sich diesbezüglich bei den chronischen subduralen Hämatomen unterschiedliche Auffassungen im Schrifttum finden. Die Besprechung des Krankengutes danach zu gliedern, ob es sich um solide, teilweise oder ganz flüssige Hämatome handelt, wie dies von einigen Autoren getan wurde (MUNRO, LAUDIG, BROWDER und WATSON), halten wir im Rahmen dieser auf klinisch-praktische Bedürfnisse ausgerichteten Zusammenstellung nicht für zweckmäßig. Die Beschaffenheit des Hämatoms ist ein Befund, der erst bei der Operation erhoben werden kann und der weder für die Diagnose noch für die Therapie von wesentlichem Belang ist.

A. Die akuten subduralen Hämatome

Zeitliche Abgrenzung von den anderen subduralen Hämatomen

Wir haben unter dieser Bezeichnung diejenigen Fälle zusammengefaßt, bei denen innerhalb der ersten 3 Tage klinische Erscheinungen auftraten, die auf das Bestehen des Hämatoms hinwiesen. Das Intervall zwischen dem Trauma und dem Beginn der eigentlichen Hämatomsymptomatologie erschien uns als Kriterium des pathophysiologischen Geschehens geeigneter als der zeitliche Abstand zum Operationstermin, wie dies z. B. von HANKE und von ECHLIN vorgeschlagen worden ist. Auch das Intervall zwischen Trauma und Zeitpunkt der Klinikaufnahme, das u. a. FRAZIER als Einteilungsprinzip gewählt hatte, erscheint ungenau. Sowohl der Zeitpunkt der Operation wie auch die Klinikaufnahme können in erheblichem Maße von äußeren Faktoren mitbestimmt sein.

Von CHRISTENSEN wurde vorgeschlagen, das Fehlen bzw. Vorhandensein einer Hämatommembran als Unterscheidungsmerkmal des akuten vom chronischen subduralen Hämatom zu werten. Leider wird dieser an sich gut begründete Vorschlag dem klinischen Bedürfnis nach Abtrennung der subakuten Hämatome mit ihrer unterschiedlichen Prognose nicht gerecht. Er hat außerdem den Nachteil, eine Zuordnung erst nach der Operation bzw. bei der Sektion zu ermöglichen.

Die einzelnen Autoren haben die Zeiträume dessen, was sie als akut, subakut und chronisch bezeichnen, sehr unterschiedlich ge-

wählt, ohne daß von jedem die Grenzziehung begründet worden
wäre. Bei Gomez umfaßt die akute Phase die ersten 48 Stunden,
bei Echlin die ersten 7 Tage, bei Hanke 10 Tage, bei Frazier
14 Tage und bei Kennedy und Wortis 21 Tage. Wolf und
Gerberding bezeichnen als akute subdurale Hämatome alle Fälle
ohne freies Intervall und rechnen diejenigen mit freiem Intervall
den chronischen zu. Die akuten Fälle von Krayenbühl und Noto
fallen in den von uns vorgeschlagenen Zeitraum. Munro spricht
dann vom akuten subduralen Hämatom, wenn noch Zeichen einer
frischen, nicht ausgeheilten traumatischen Hirnschädigung bestehen und bezeichnet diejenigen als chronisch, bei denen die Erscheinungen der traumatischen Hirnschädigung abgeklungen sind. Eine
zeitlich festgelegte Begriffsbestimmung lehnt er ab. Er vertritt im
übrigen die Ansicht, daß es sich bei den akuten und chronischen
subduralen Hämatomen nicht um etwas grundsätzlich Verschie-
denes handelt. Chronische Hämatome entstünden dann, wenn das
Hämatom im akuten Stadium übersehen worden sei. Auch Laudig,
Browder und Watson schließen sich dieser Ansicht an. Von den
meisten übrigen Autoren wie auch von uns wird diese Meinung
nicht geteilt. Unterschiedliche Schwere der Gewalteinwirkung und
der begleitenden traumatischen Hirnschädigung, ferner die Tatsache, daß Patienten mit übersehenen akuten subduralen Hämatomen in der Regel an ihrer Blutung sterben, sind einige der
Argumente, die gegen die Gleichartigkeit von akuten und chronischen subduralen Hämatomen sprechen.

Unsere zeitliche Abgrenzung der verschiedenen Hämatomarten
gründet sich auf die unterschiedliche Mortalität, wie sie im eigenen
Krankengut festzustellen war. Die innerhalb der ersten 3 Tage
manifest werdenden Fälle hatten eine Mortalität von 50%, gegenüber 15% bei den Fällen, deren Hämatomsymptomatologie zwischen 3 Tagen und 6 Wochen einsetzte und von 7% bei den erst
zu späterem Zeitpunkt merkbar werdenden Hämatomen. Soweit
Vergleiche mit den anders gegliederten Statistiken des Schrifttums
überhaupt möglich sind, scheinen die Verhältnisse, z. B. bei Echlin,
diesbezüglich ähnlich zu liegen.

Häufigkeit

Über die absolute Häufigkeit des Vorkommens akuter subduraler
Hämatome nach Schädeltraumen können keine genauen Angaben
gemacht werden. Die Statistiken des Schrifttums haben unterschiedliche Voraussetzungen sowohl hinsichtlich der Schwere der
erfaßten Schädelverletzungen, auf die sich die Häufigkeitsangabe

bezieht, wie auch bezüglich der Definition dessen, was als akutes subdurales Hämatom bezeichnet wird. Mitunter wurden alle subduralen Blutungen, ohne Unterscheidung ob raumbeengend oder nicht, gezählt. Wird diese Unterscheidung getroffen, so ergibt sich eine weitere Unsicherheit aus dem Umstand, daß auch die Bestimmung des Begriffes „raumbeengend" Ermessensangelegenheit ist. Entsprechend streuen die Häufigkeitsangaben zwischen 1% und 13%. Auf ein ins einzelne gehendes Zitieren aller Schrifttumsangaben zur Frage der Häufigkeit kann in Anbetracht der unsicheren statistischen Basis verzichtet werden.

Blutungsquelle

Im Gegensatz zu den chronischen subduralen Hämatomen, die oft schon nach relativ gering erscheinenden Gewalteinwirkungen auftreten, werden die akuten subduralen Hämatome häufiger nach schwereren traumatischen Hirnschädigungen gesehen, eine in der Literatur immer wieder bestätigte Beobachtung, mit der die Verhältnisse des eigenen Krankengutes übereinstimmen (Browder, Kennedy und Wortis, Henschen, Klingler und Schultheiss, Krayenbühl und Noto, Kühlmayer, Laudig Browder und Watson, Lazorthes, Lindgren, Link, Munro, Nordlie, Peters, Puech u. v. a.). Entsprechend finden sich als Blutungsquelle häufig Hirngewebszertrümmerungen mit gleichzeitiger Zerreißung der weichen Hirnhäute (Häufigkeit nach Browder 75%). Auch umschriebene Gefäßwandläsionen entweder durch unmittelbare Gewalteinwirkung oder durch Knochenfragmente sind beobachtet worden (Klingler und Schultheiss). Sinusverletzungen und der Abriß von Brückenvenen, dem u. a. von Leary besondere Bedeutung beigemessen wurde, scheinen dagegen an Häufigkeit zurückzutreten (Evans, Munro). Chambers betont, daß es häufig basale zum Sinus transversus führende Venen seien, deren Läsion ein akutes subdurales Hämatom verursache.

Lebensalter und Geschlecht

Soweit im Schrifttum Angaben über die Altersverteilung der akuten subduralen Hämatome gemacht wurden, stimmen diese weitgehend mit dem eigenen Krankengut überein und zeigen, daß alle Altersgruppen relativ gleichmäßig betroffen werden (Kennedy und Wortis, Lazorthes, Munro, Weber). Erst jenseits des 70. und bei Kennedy und Wortis unterhalb des 20. Lebensjahres nimmt die Häufigkeit ab.

Der Anteil des weiblichen Geschlechtes ist bei den akuten subduralen Hämatomen höher als bei den chronischen. Trotzdem überwiegen auch hier, entsprechend der unterschiedlichen Unfallexposition, die Männer.

Lokalisation

Übereinstimmend mit den eigenen Beobachtungen wird auch im Schrifttum die meist diffuse Ausbreitung der akuten subduralen Hämatome beschrieben (LAZORTHES, WEBER u. a.). Nur selten fanden sich umschriebene Blutansammlungen über einzelnen Hirnlappen, an der Basis der mittleren Schädelgrube oder im Bereich der hinteren Schädelgrube.

Klinische Symptomatologie

Viel seltener als die akuten epiduralen weisen die akuten subduralen Hämatome ein *freies Intervall* auf, selbst wenn man diesen Begriff nicht im Sinne von völlig symptomfrei verwendet. Unter 10 Fällen, die innerhalb der ersten 24 Stunden zur Operation kamen, hatte ECHLIN keinen und unter 11 weiteren, die zwischen dem 2. und 7. Tag operiert wurden, nur einen Fall mit freiem Intervall. GURDJIAN und WEBSTER wie auch WEBER sahen ein freies Intervall je 8mal unter 39 bzw. 58 Fällen. Bei unserem Krankengut kam es unter 30 Fällen 12mal vor. Die Diagnose des Hämatoms darf also keinesfalls von dem Vorhandensein eines freien Intervalls abhängig gemacht werden (MUNRO).

Auch die *einseitige Pupillenerweiterung* ist kein konstantes Symptom. Die Schrifttumsangaben geben Häufigkeiten zwischen 69% (ECHLIN) und 35% (WEBER), wobei allerdings bis zur Hälfte der Pupillenerweiterungen kontralateral zum Hämatom gefunden wurden. Die eigenen Zahlen von 43% einseitiger Pupillenerweiterung, davon ein Fünftel kontralateral, liegen innerhalb der oben mitgeteilten Grenzwerte.

Auch die Häufigkeitsangaben des Schrifttums über das Vorkommen *neurologischer Herdzeichen* entsprechen im wesentlichen den Verhältnissen des eigenen Krankengutes (75%). In lokalisationsdiagnostischer Hinsicht ist allerdings zu beachten, daß bis zur Hälfte dieser Herdzeichen homolateral zum Hämatom gefunden worden sind (KENNEDY und WORTIS).

Röntgenaufnahmen des Schädels

Entsprechend der Tatsache, daß die akuten subduralen Hämatome häufiger als die chronischen als Folge schwerer Schädeltraumen entstehen, findet man bei ihnen auch häufiger Schädelbrüche, wenngleich nicht ganz so häufig wie bei den epiduralen Hämatomen (KENNEDY und WORTIS). Die größte Häufigkeitsangabe fanden wir bei WEBER mit 88%, dessen Krankengut anscheinend besonders schwere Fälle umfaßte, wie auch aus der überdurchschnittlich hohen Mortalität seiner Fälle hervorgeht.

Die meisten Zahlen liegen um 20 bis 30% (MUNRO 28%, KENNEDY und WORTIS 18%, eigenes Krankengut 30%). Nur die Mitteilung von LEARY fällt aus diesem Rahmen. Er fand bei 11 Sektionsfällen merkwürdigerweise nicht eine Fraktur. Sehr viel häufiger als bei den epiduralen Hämatomen kommen kontralaterale Frakturen vor (15 von 51 Frakturen bei WEBER, 4 von 10 des eigenen Krankengutes).

Karotisangiographie

In Anbetracht der oft uncharakteristischen klinischen Symptomatologie kommt dem angiographischen Nachweis des subduralen Hämatoms besondere Bedeutung zu. Enzephalographie und Ventrikulographie (Lit. bei NORDLIE) werden dagegen beim Verdacht auf ein akutes traumatisches Hämatom praktisch nicht mehr ausgeführt. Auf die Möglichkeit, subdurale Hämatome durch Karotisangiographie nachzuweisen, ist schon bald nachdem MONIZ die Angiographie entwickelt und zur klinischen Untersuchungsmethode ausgebaut hatte, hingewiesen worden (LÖHR, TÖNNIS, WANKE, ZEHNDER u. a.). Seitdem ist der charakteristische Befund einer Abdrängung der Hirngefäße von der Schädelkalotte und der Wert dieser Methode für die Diagnose des subduralen Hämatoms Gegenstand zahlreicher Veröffentlichungen gewesen (ALBRECHT und DRESSLER, GABRIELLI, GURDJIAN und WEBSTER, HEMMER, HUBER, KRAYENBÜHL und NOTO, KRISTIANSEN, LAZORTHES, GERAUD und ANDUZE, LEGER, BERTRAND und DUFRESNE, LEVY, LINDGREN, LOFSTROM u. Mitarb., MAUPIN, METZ, NORDLIE, NORMAN, PETIT-DUTAILLIS u. Mitarb., PHILIPPIDES u. Mitarb., RIECHERT, STEIN, WERTHEIMER u. Mitarb., WICKBOM u. a.). Allerdings beschreiben die meisten dieser Autoren die Befunde beim chronischen subduralen Hämatom. Bei den akuten Fällen herrschte lange die Ansicht vor, die Durchführung der Angiographie sei zu zeitraubend und für den Patienten zu belastend. Dieser Einwand ist aber zweifellos nur dann berechtigt, wenn Erfahrung und apparative Ausrüstung unzureichend sind. Überall da, wo Karotisangiographien als Routinemethode ausgeführt werden, bedeuten sie keine nennenswerte Belastung und Gefährdung des Patienten (vgl. die Zusammenstellung der Komplikationen bei Karotisangiographien von TÖNNIS und SCHIEFER). Das Risiko, ohne angiographische Sicherung der Diagnose zunächst auf der falschen Seite freizulegen, eventuell ein atypisch gelegenes Hämatom zu übersehen oder Fälle unnötig zu trepanieren, bei denen kein intrakranielles Hämatom vorhanden ist, wiegt wesentlich schwerer als die minimale Belastung durch diese Untersuchungsmethode (siehe auch S. 11).

Als erster hat NORMAN darauf hingewiesen, daß die Form des Hämatoms, wie es sich im Angiogramm darstellt, davon abhängig ist, ob es sich um ein frisches oder altes Hämatom handelt. Er fand während der ersten 3 Wochen nach dem verursachenden Trauma, also bei den akuten und subakuten subduralen Hämatomen, eine sichelförmige Abdrängung der Hirngefäße von der Schädelkalotte und bei den chronischen Hämatomen einen bikonvexen, linsenförmigen gefäßfreien Raum. Diese Beobachtung konnte am eigenen Krankengut bestätigt und weiter ausgebaut werden (FRIEDMANN, SCHMIDT-WITTKAMP und WALTER). Auf die Beschreibung S. 30 und 31 sei hingewiesen. Man kann die eigenen angiographischen Befunde dahingehend zusammenfassen, daß beim akuten subduralen Hämatom — entsprechend seiner meist flächenhaften Ausdehnung über die ganze Hemisphäre — in der Regel eine ausgedehnte sichelförmige Abdrängung der Hirngefäße von der Schädelkalotte gefunden wird, die, zum Unterschied von dem mehr umschriebenen epiduralen Hämatom, den Sinus longitudinalis superior zu erreichen pflegt, wenn es sich um ein größeres Hämatom handelt.

Die Beziehung zwischen Hämatomform und zeitlichem Abstand vom Trauma kann in gutachtlicher Hinsicht von großer Bedeutung sein, wenn es gilt, zu der Frage Stellung zu nehmen, ob ein bestimmtes Trauma als Ursache des Hämatoms in Betracht kommt.

Elektrenzephalographische Befunde

Einen Überblick über das bisherige Schrifttum hat kürzlich STEINMANN gegeben. Er schreibt, daß bei den akuten subduralen Hämatomen in der Regel über der betroffenen Hemisphäre neben einer Frequenzverlangsamung auch eine Depression gefunden wurde. Allerdings seien gleichartige Befunde auch bei Hirnkontusionen ohne subdurales Hämatom registriert worden, so daß eine sichere Unterscheidung zwischen Hirnkontusion und akutem subduralen Hämatom nicht möglich sei. In vielen Fällen wird es ohnehin in Anbetracht des schlechten Allgemeinzustandes und der rasch progredienten Symptomatologie zweckmäßiger sein, auf diese Zusatzuntersuchung zu verzichten und bei Verdacht auf ein akutes subdurales Hämatom sofort die Diagnose durch Angiographie zu klären. Nur wenn der Zustand nicht akut bedrohlich ist, kann die hirnelektrische Untersuchung gerechtfertigt sein und zur Differentialdiagnose beitragen bzw. Hinweise auf die Seite der Schädigung geben.

Behandlung

Bei den akuten subduralen Hämatomen hat selbstverständlich die bei allen schweren Verletzungen im akuten Stadium notwendige Schockbekämpfung und die Sicherung der Sauerstoffversorgung durch Freimachen der Atemwege ihren festen Platz zu Beginn jeder Therapie. Entsprechende Hinweise finden sich u. a. bei KENNEDY und WORTIS, HANKE, MUNRO und bei WEBER. Daß manche Autoren darauf gar nicht eingehen, dürfte seinen Grund darin haben, daß sie diese Maßnahmen für selbstverständlich halten.

Die Hämatome werden ganz allgemein in der Regel von einem Bohrloch aus, welches mit dem Luer erweitert wird, entleert. Auch wir sind in den meisten Fällen so vorgegangen. Zum Unterschied von den subakuten und chronischen Hämatomen, bei denen die Blutung als solche inzwischen zum Stillstand gekommen ist, trifft man bei den akuten Fällen häufig auf noch in Gang befindliche Blutungen. Dann genügt es verständlicherweise nicht, nur das Hämatom abzusaugen. Es muß außerdem die Blutungsquelle gefunden und versorgt werden. Eine ausreichend große Freilegung ist hierfür Voraussetzung, da es präoperativ in der Regel nicht möglich ist, den Sitz der Blutungsquelle vorauszusagen (vgl. die auf S. 61 aufgezählten Schrifttumsangaben über die verschiedenartigen möglichen Blutungsquellen beim akuten suburalen Hämatom). Ist die Diagnose angiographisch gesichert, so wird man über dem Maximum des dargestellten Hämatomes trepanieren. Sonst empfiehlt es sich, entsprechend der statistischen Feststellung, daß die meisten traumatischen Hämatome im Temporalbereich gefunden werden und daß sich die akuten subduralen Hämatome flächenhaft über praktisch die ganze Hemisphäre ausbreiten, von einer temporo-parietalen Freilegung auszugehen (Längsschnitt von etwas oberhalb der Mitte des Jochbeins, der Faserrichtung des Temporalmuskels folgend schräg nach oben rückwärts verlaufend). Je nach den Erfordernissen kann die Freilegung osteoklastisch nach Art der CUSHINGschen subtemporalen Dekompression ausreichend vergrößert werden, um auch basale Blutungen versorgen zu können. Notfalls läßt sich die Schnittführung, wenn die Blutungsquelle höher liegen sollte, zu einem osteoplastischen Lappen erweitern (CHAMBERS). Von vornherein einen osteoplastischen Lappen zu bilden, wie dies u. a. BROWDER u. Mitarb. sowie LAZORTHES empfehlen, halten wir

nicht für gerechtfertigt, da man in vielen Fällen mit dem kleineren
Eingriff des einfachen Bohrloches gut auskommt, den Patienten
also die Belastung der größeren und längerdauernden Operation
ersparen kann und trotzdem die Möglichkeit behält, wenn erforderlich, die Freilegung zu einem osteoplastischen Lappen zu erweitern.

McElwee und Ray beschrieben einen Fall, bei dem von der
gewählten Freilegung aus die Blutungsquelle nicht gefunden wurde
und der Patient zu verbluten drohte. Es gelang ihnen, durch lumbale Auffüllung der Liquorräume mit 40 ccm einer physiologischen
Kochsalzlösung das Hirn zur Entfaltung zu bringen, so daß es sich
der Schädelkalotte anlegte. Dadurch wurde das blutende Gefäß
anscheinend komprimiert, so daß die Blutung zum Stehen kam.
Der weitere Verlauf war günstig. In Ausnahmefällen scheint deshalb der Versuch mit diesem Vorgehen gerechtfertigt.

Die Ansichten über die Zweckmäßigkeit einer temporären
Drainage des Subduralraumes nach Entleerung des Hämatoms
gehen im Schrifttum auseinander, ohne daß ein Beweis für die
Überlegenheit des einen oder anderen Vorgehens gebracht würde.
Auch das eigene Krankengut läßt keine Verlaufsunterschiede in
Abhängigkeit davon erkennen. Wir haben in den letzten Jahren
überwiegend auf eine Drainage verzichtet.

Der postoperative Verlauf wird im wesentlichen von der meist
gleichzeitig vorhandenen traumatischen Hirnschädigung bestimmt.
Auf die Bedeutung frühzeitigen Tracheotomierens, wenn sich das
Bewußtsein nicht aufhellt, soll auch an dieser Stelle noch einmal
hingewiesen werden (Tönnis, Frowein, Loennecken).

Mortalität

Sie liegt bei den akuten subduralen Hämatomen wesentlich höher
als bei den subakuten und chronischen. Die Schrifttumsangaben
bringen Prozentzahlen zwischen 96% und 38% (vgl. Tab. 10).
Während Dressler und Albrecht die meisten Todesfälle bei
älteren Patienten, zwischen dem 50. und 70. Lebensjahr, sahen,
betraf im eigenen Krankengut die Mortalität gleichmäßig alle
Altersgruppen.

Bei Beurteilung der Operationsergebnisse muß man berücksichtigen, daß die hohe Mortalität nicht dem Eingriff zur Last zu legen
ist, sondern teils Folge der praktisch immer vorhandenen gleichzeitigen schweren traumatischen Hirnschädigung, teils Ausdruck
einer sekundären Hirnschädigung als Folge der akuten intrakraniellen Drucksteigerung ist. Schließlich wird auch im Schrift-

tum wiederholt darauf hingewiesen, daß es nicht immer gelingt, die Blutungsquelle zu finden und zu versorgen.

Tabelle 10. *Mortalitat bei akuten subduralen Hämatomen*
(operierte Fälle des Schrifttums)

Autor	Intervall vom Trauma	Zahl der Fälle	Mortalitat
BISGAARD-FRANTZEN u. DALBY	bis 2 Tage	12	58 %
ECHLIN	bis 24 Stunden 2—7 Tage	10 11	90 % \ 76 % 64 % /
GUARDJIAN u. WEBSTER	Keine genauen Angaben	39	38 %
KENNEDY u. WORTIS	bis 21 Tage	32 9	44 % * 78 % **
KLINGENSMITH u. VORIS	bis 3 Tage	23	78 %
KRAYENBÜHL u. NOTO	innerhalb der ersten drei Tage	3	2 Fälle
LAUDIG, BROWDER u. WATSON	2—24 Stunden 1—7 Tage	24 38	83 % 39 %
LAZORTHES	bis 2 Tage 2.—7. Tag 7.—12. Tag	2 6 3	2 Fälle 1 Fall —
LINDGREN	Keine genauen Angaben	29	69 %
MUNRO	solange Zeichen einer frischen traumatischen Hirnschadigung bestehen	194	41 %
NORDLIE	Keine genauen Angaben	9	5 Fälle
PIA	bis 2 Tage	90	96 %
PUECH	Keine genauen Angaben	30	33 %
WEBER	Keine genauen Angaben	25	92 %
eigenes Krankengut	bis 3 Tage	30	50 %

* Neurochirurgisch behandelt.
** Allgemeinchirurgisch behandelt.

Katamnesen

Über das spätere Schicksal der Patienten mit akuten subduralen Hämatomen haben wir im Schrifttum keine genauen Angaben gefunden. Von den eigenen Fällen wurden, wie auf S. 37 beschrieben, drei Viertel wieder voll arbeitsfähig. Wieweit die nicht ausgleichbaren Schäden primär Folge der traumatischen Hirnschädigung sind oder sekundär durch das Hämatom verursacht wurden, läßt sich nicht sicher differenzieren.

B. Die subakuten subduralen Hämatome

Nur wenige Autoren grenzen die subakuten subduralen Hämatome als eigene Gruppe von den akuten und den chronischen Hämatomen ab. Meist findet sich lediglich der Hinweis, daß es auch während des subakuten Stadiums subdurale Hämatome gibt, ohne daß diese selbst näher beschrieben und analysiert werden. Eine der unsrigen ähnliche zeitliche Abgrenzung hat GOMEZ vorgenommen, der die zwischen 3 Tagen und 2 Wochen zur Operation kommenden subduralen Hämatome als subakut bezeichnet.

Tabelle 11. *Mortalität bei subakuten subduralen Hämatomen*
(operierte Fälle des Schrifttums)

Autor	Intervall vom Trauma	Zahl der Fälle	Mortalität
ECHLIN	7—21 Tage	51	22 %
LAUDIG, BROWDER u. WATSON	7—28 Tage	41	24 %
eigenes Krankengut	3 Tage — 6 Wochen	33	15 %

Im eigenen Krankengut fanden wir bei vielen Gemeinsamkeiten aber doch eine Reihe von Unterschieden gegenüber den akuten und chronischen subduralen Hämatomen, die eine Abtrennung der subakuten als Sonderform rechtfertigen. Es sind dies Abweichungen hinsichtlich der Mortalität, der Schwere der gleichzeitigen traumatischen Hirnschädigung sowie einige Besonderheiten der Symptomatologie und des angiographischen Befundes.

Die *Mortalität* belief sich im eigenen Krankengut auf 15%. Die vergleichbaren Zahlen bei ECHLIN und bei LAUDIG, BROWDER und WATSON sind 22% bzw. 24% (vgl. Tab. 11). Demgegenüber betrug die Mortalität der akuten subduralen Hämatome bei uns 50% (Schrifttumsangaben zwischen 33% und 96% (siehe Tab. 10) und die der chronischen subduralen Hämatome 7%).

Als Kriterium der *Schwere der primären traumatischen Hirnschädigung* haben wir, wie auf S. 24 aufgeführt, die Dauer der primären Bewußtlosigkeit bei den Patienten mit den verschiedenen Hämatomformen miteinander verglichen und gefunden, daß sehr langdauernde Bewußtlosigkeit am häufigsten bei den akuten subduralen Hämatomen vorkam, während eine mittellange Bewußtlosigkeit von 1 bis 6 Stunden Dauer häufiger bei den subakuten als bei den chronischen subduralen Hämatomen bestanden hatte. Man kann daraus, bei einigen Vorbehalten, auf eine verhältnismäßig häufige Kombination mittelschwerer traumatischer Hirnschädigungen mit den subakuten subduralen Hämatomen schließen, muß sich aber bewußt bleiben, daß eine solche statistische Aussage entsprechend den eigenen Erfahrungen ein Zusammentreffen sowohl mit sehr schweren wie mit sehr leichten traumatischen Hirnschädigungen nicht ausschließt. In der Literatur ist diese Frage nicht näher bearbeitet worden.

Schrifttumsangaben, die sich speziell mit der *Lokalisation* der supratentoriell gelegenen subakuten subduralen Hämatome befassen, haben wir nicht gefunden. Nach den eigenen Beobachtungen überwiegt zahlenmäßig zwar noch die diffuse Ausbreitung, doch finden sich bereits Fälle, bei denen die Blutansammlung — wie dies bei den chronischen subduralen Hämatomen die Regel ist — ihr Maximum über den Parietallappen hat. Infratentoriell gelegene subdurale Hämatome sind zwar extrem selten, werden aber doch gelegentlich beobachtet. So haben Pourpre, Tournoux und Rebuffat über einen subakuten Fall berichtet. Mangelnde Rückbildung der initialen Bewußtseinstrübung, Nackensteifigkeit, beginnende Stauungserscheinungen am Augenhintergrund und der Nachweis einer Fraktur des Hinterhauptsbeines hatten zur Diagnose geführt. Der Patient konnte durch die Operation geheilt werden.

Ein weiterer Fall wurde von Paillas und Piganiol veröffentlicht.

Die *Symptomatologie* zeigte gegenüber den akuten und chronischen subduralen Hämatomen lediglich bezüglich der Häufigkeit von Pupillendifferenzen Unterschiede. Anisokorien fanden sich bei den akuten subduralen Hämatomen zu 43%, bei den subakuten zu 36% und bei den chronischen zu 16%.

Auffallend ist, daß bei allen Patienten mit akutem und subakutem subduralem Hämatom, über die Lennartz und Müller berichtet hatten (7 Fälle), Pupillendifferenzen gefunden wurden. Weitere vergleichbare Zahlen waren aus der Literatur nicht zu entnehmen.

Ähnlich liegen die Verhältnisse bei den Ergebnissen der *Röntgenuntersuchung des Schädels*, wo wir auch nur auf die Zahlen des eigenen Krankengutes zurückgreifen können. Mit 18% waren Frakturen etwas seltener als bei den akuten (30%) und wesentlich häufiger als bei den chronischen subduralen Hämatomen (2%) nachgewiesen worden.

Die *angiographischen Befunde* bei den subakuten subduralen Hämatomen entsprachen am eigenen Krankengut der Übergangsstellung dieser Form zwischen den akuten und den chronischen subduralen Hämatomen. Während für die akuten subduralen Hämatome eine Sichelform der Gefäßabdrängung von der Kalotte charakteristisch ist, und das chronische Hämatom in der Regel Linsenform aufweist, fanden sich im subakuten Stadium neben diesen beiden Formen auch Übergänge mit Abschrägung der Hirnoberfläche im Sinne eines plankonvexen gefäßfreien Raumes. Wir hatten auf S. 31 bereits darauf hingewiesen, daß bei älteren Patienten der Übergang zu plan-konvexen und bi-konvexen Hämatomformen früher einzutreten scheint als bei jüngeren Patienten, wahrscheinlich in Abhängigkeit von altersbedingten Unterschieden des Hirngewebsturgors (siehe auch FRIEDMANN, SCHMIDT-WITTKAMP und WALTER).

Bezüglich des Schrifttums über *elektrenzephalographische Befunde* bei subakuten subduralen Hämatomen verweisen wir auf die zusammenfassende Darstellung, die STEINMANN kürzlich gegeben hat. Man findet in der Regel Allgemeinveränderungen mit und ohne Herdzeichen. Hämatomverdacht sei besonders dann gegeben, wenn einem relativ geringen klinischen Syndrom sehr ausgeprägte EEG-Veränderungen gegenüberstünden. Eine sichere Artdiagnose läßt sich aber hirnelektrisch nicht stellen, so daß auf die Durchführung der Karotisangiographie nicht verzichtet werden kann.

Keine signifikanten Unterschiede beim Vergleich der subakuten subduralen Hämatome mit den beiden anderen Formen ergaben sich in Übereinstimmung mit den wenigen Schrifttumsangaben hinsichtlich der Häufigkeitsverteilung auf die verschiedenen Altersgruppen der Patienten, der Häufigkeit des Auftretens sekundärer Bewußtseinstrübungen, des neurologischen Befundes — abgesehen von den Pupillendifferenzen — und des Blutdruck- und Pulsverhaltens sowie der Katamnesen. Die Therapie entspricht der bei dem chronischen subduralen Hämatom.

C. Die chronischen subduralen Hämatome

Die Abgrenzung vom pachymeningitischen Hämatom

Sehr viele der zahlreichen Veröffentlichungen zu diesem Thema befassen sich mit der Frage, ob es überhaupt ein traumatisch bedingtes chronisches subdurales Hämatom gibt, oder ob es sich dabei um die Folgen eines unfallunabhängigen Krankheitsprozesses der harten Hirnhaut handelt. Es ist nicht Aufgabe dieses vorwiegend klinischen Belangen dienenden Berichtes, die vielen Diskussionen um diese Frage an Hand einer ins einzelne gehenden Literaturübersicht nachzuzeichnen, zumal in letzter Zeit mehrere zusammenfassende Darstellungen erschienen sind, die eine rasche Orientierung ermöglichen. Unter anderem sei auf die Monographien bzw. Übersichtsreferate von BANNWARTH, GUIOT, JACOB, KRAYEN-BÜHL und NOTO, LAZORTHES, NORDLIE, PETERS, PUECH und G. WOLF verwiesen.

Die These, daß es ein primär traumatisches chronisches subdurales Hämatom gar nicht gäbe, ist um die Mitte des vergangenen Jahrhunderts entstanden. Prominentester Vertreter war VIRCHOW, der die damaligen Veröffentlichungen zusammenfassend darstellte und, gestützt auf eigene histologische Untersuchungen, eine entzündliche Genese annahm. In der Folgezeit sind zahlreiche schädigende Faktoren als Ursache dieser Entzündung, der Pachymeningitis haemorrhagica interna, angeschuldigt worden, u. a. chronisch infektiöse Prozesse, Blutkrankheiten, die mit erhöhter Blutungsneigung einhergehen, Erkrankungen von Herz, Gefäßen, Nieren, Leber, ferner chronischer Alkoholismus und andere Intoxikationen, Vitaminmangel, übermäßige Sonnenbestrahlung und vieles andere. Auch die Möglichkeit der traumatischen Verursachung wurde wieder bejaht, so daß wir um die Jahrhundertwende bei JORES und seinen Mitarbeitern die Einteilung in eine traumatische, entzündliche und idiopathische Pachymeningitis haemorrhagica interna finden. Die Anschauungen waren aber auch in der Folgezeit manchem Wandel unterworfen; gleichsam als Verkörperung verschiedener Standpunkte seien HANKE und LINK genannt. Während HANKE 1939 in einer Monographie, gestützt auf das Krankengut der neurochirurgischen Klinik OLIVECRONAS, die These vertrat, die Pachymeningitis haemorrhagica interna sei ausschließlich Folge von Blutungen — meist traumatischer Genese — in den Subduralraum, kam LINK 1945 auf Grund von pathologischanatomischen Untersuchungen bei 941 Fällen, denen er später 68 neue Fälle beifügte (1958), zu der genau gegensätzlichen Ansicht: Ein chronisches subdurales Hämatom traumatischer Genese gebe es überhaupt nicht. Ursache sei immer eine unfallunabhängige Pachymeningitis haemorrhagica interna. Nur in Einzelfällen könne eine Verschlimmerung dieses unfallfremden Grundleidens durch ein Trauma — Auslösung einer Blutung — diskutiert werden. Als Ursache der Pachymeningitis haemorrhagica interna kämen in erster Linie Kreislauferkrankungen in Betracht.

Es sei vorweg gesagt, daß die von LINK vertretene Ansicht auf gut begründeten Widerspruch gestoßen ist. Auch das eigene Krankengut spricht gegen die Richtigkeit der LINKschen These.

Da eine Besprechung der chronischen subduralen Hämatome im Rahmen dieser Arbeit, die sich mit traumatischen Hämatomen befaßt, nur dann gerechtfertigt ist, wenn die traumatische Genese bei den eigenen Fällen wahrscheinlich gemacht werden kann, oder zumindest anzunehmen ist, daß dem Trauma die Bedeutung einer wesentlichen Teilursache zukommt, ist es erforderlich, auf dieses Problem näher einzugehen.

Das LINKsche Material umfaßte 1945 271 Sektionsfälle mit sicher traumatischen subduralen Blutungen, von denen allerdings nur 10 raumbeengendes Ausmaß hatten. Diese 10 Fälle mit raumbeengendem subduralem Hämatom, die im Rahmen unserer Fragestellung interessieren, sind meist innerhalb der ersten Tage gestorben. Keiner davon lebte länger als 7 Wochen. Es handelte sich also überwiegend um akute und subakute subdurale Hämatome. Aus der Arbeit ist nicht zu ersehen, ob mehr als ein einzelner Fall die Zeitgrenze zum beginnenden chronischen Hämatom überschritten hatte. Bei diesen 10 relativ frischen Fällen hatte LINK keine Abkapselung der Blutung gefunden. Auch bei den übrigen, nicht raumbeengenden Blutungen sah er keine Hämatomsackbildungen, sondern nur Zeichen der Resorption und Organisation des Blutes. Allerdings findet man auch bei ihm die Beschreibung von Neomembranen mit Kapillarwucherungen und sogar mit frischen Blutungen. Weil aber in seinem Material größere Blutsäcke fehlten, kam er zu der Überzeugung, daß auch bei anders zusammengesetztem und größerem Krankengut abgekapselte traumatische subdurale Hämatome nicht vorkommen könnten. Dieser Schluß muß von vornherein als gewagt bezeichnet werden, da es sich bei seinen Fällen um ein ausgewähltes Material — schwere Traumen, an denen die Patienten verstorben sind — gehandelt hat, und von klinischer Seite her bekannt ist, daß gerade die schweren Hirnverletzungen nicht zur Entstehung chronischer subduraler Hämatome prädestinieren. Zu dem Fehler der einseitigen Materialzusammensetzung tritt die Unsicherheit der kleinen Zahl. Bei dem von KLUG, LOEW und WÜSTNER beschriebenen Krankengut von 3901 frischen Schädelverletzungen aller Schweregrade eines umschriebenen Zeitraumes (1946—1959) entwickelte sich nur bei 3 Patienten ein chronisches subdurales Hämatom. Die Wahrscheinlichkeit, in dem LINKschen Material von nur 271 Fällen auf ein chronisches, gekapseltes traumatisches Hämatom zu stoßen, war also von vornherein nur gering. Das gleiche Argument ist auch SPATZ entgegenzuhalten.

LINK hat weitere 668 Fälle mit Pachymeningitis haemorrhagica interna beschrieben. Dabei handelte es sich meist um Zufallsbefunde. 112 wiesen ein meist leichtes Trauma in der Anamnese auf. Bei insgesamt 73 der Fälle wirkte die Blutansammlung raumbeengend. Es würde den Rahmen dieser Darstellung überschreiten, die bei den Pachymeningitisfällen erhobenen Befunde im einzelnen wiederzugeben. Wesentlich ist, daß Blutungen, wenn überhaupt so nur intradural gefunden wurden, abgesehen von wenigen Ausnahmen, wo es sekundär zu einem Durchbruch der primär intraduralen Blutung in den Subduralraum gekommen war. Entsprechend ließ sich jeweils histologisch nachweisen, daß das innere Durablatt, von der Blutung abgespalten, diese gegenüber dem Subduralraum abgrenzt. Die Ansicht von LINK ging nun dahin, daß alle chronischen sogenannten subduralen Hämatome in Wirklichkeit derartige intradurale Blutungen pachymeningitischer Genese seien. Inzwischen ist von mehreren Autoren der positive Nachweis geführt worden, daß es entgegen LINK auch Fälle mit einwandfrei traumatischen Hämatomen gibt, die abgekapselt sind, und bei denen der Hämatomsack innerhalb des Subduralraumes und nicht intradural liegt (JACOB, JAEGER und GRILL, KRAYENBÜHL und NOTO, KRAULAND, PETERS, PHILIPPIDES, MONTRIEUL und STEIMLE, THOMAS, VAN DER EECKEN und VAN HECKE). Die histologische Bearbeitung des eigenen Krankengutes durch ZÜLCH hat diese Befunde bestätigt (Abb. 16). Die von LINK beschriebenen Fälle mit intraduralem Hämatom bei Pachymeningitis sind also nicht identisch mit dem chronischen subduralen Hämatom traumatischer Genese und sind deshalb absolut nicht geeignet, das Vorkommen solcher traumatischer Hämatome zu widerlegen. Daß es sich hier um 2 verschiedene Krankheitsbilder handeln muß, läßt sich auch aus dem unterschiedlichen klinischen Verhalten ableiten. Die Altersverteilung der LINKschen Pachymeninigitisfälle ergibt ein Maximum vom 6. bis zum 8. Jahrzehnt mit einem Durchschnittsalter von 60 Jahren, während das Durchschnittsalter der chronischen traumatischen Hämatome der im Schrifttum mitgeteilten Serien wie auch des eigenen Krankengutes wesentlich niedriger liegt. Auf diesen Unterschied hat vor allem OKONEK hingewiesen.

Wesentliches Unterscheidungsmerkmal ist auch die klinische Wertigkeit von Pachymeningitis bzw. traumatischem subduralem Hämatom. Die meisten Pachymeningitisfälle des Schrifttums sind als Zufallsbefunde anläßlich der Sektion nach Tod aus anderer Ursache gefunden worden. Die traumatischen subduralen Hämatome haben dagegen immer krankmachende Bedeutung und führen mit wenigen Ausnahmen ohne operative Entleerung zum Tode.

Verschiedenheiten ergeben sich auch hinsichtlich der Häufig-

keitsverteilung auf das männliche und weibliche Geschlecht mit
wesentlich häufigerem Vorkommen des chronischen traumatischen
subduralen Hämatoms bei Männern, während dieser Unterschied
bei den Pachymeningitisfällen wesentlich geringer ist. Mit OKONEK,
WOLF, WOLF und GERBERDING u. a. sei ferner auf die Tatsache
hingewiesen, daß nach Beseitigung eines traumatischen subduralen
Hämatoms und Überwindung der akuten postoperativen Phase
keine Rezidive vorkommen, während es sich bei der Pachymeningitis um ein progredientes Krankheitsbild handelt. Allerdings
könnte dagegen eingewendet werden, daß auch die Pachymeningitis im sogenannten 4. Stadium, dem schwartigen Endzustand,
meist nicht mehr zu Blutungen neigt. Doch wäre es unwahrscheinlich, daß die raumbeengenden Blutungen pachymeningitischer
Genese immer gerade dann auftreten sollen, wenn der Krankheits-
prozeß in das Stadium 4 übergeht, zumal LINK 1958 nur 6 Fälle
des 3. Stadiums gegenüber 17 Fällen des 2. Stadiums unter seinen
23 Fällen mit raumbeengender Blutung gefunden hatte.

Schließlich erinnern wir an die angiographischen Befunde des
eigenen Krankengutes. Die Form der subduralen Hämatome war
eindeutig abhängig vom zeitlichen Abstand zum Unfall, eine Beobachtung, die ebenfalls auf die Wahrscheinlichkeit eines ursächlichen
Zusammenhangs mit dem Trauma hinweist.

Im Einzelfall läßt sich allerdings die Möglichkeit einer traumatisch ausgelösten Blutung in eine bereits vorher pachymeningi-
tisch veränderte Dura manchmal nicht sicher ausschließen. Selbst
die histologische Untersuchung kann, wenn nur ein kleines Dura-
stück zur Verfügung steht, im Stich lassen, da — wie KRAULAND
gezeigt hat — das Organisat subduraler Blutungen den pachymeningitischen Veränderungen gewöhnlich sehr ähnlich ist. Eine
Entscheidung darüber, ob das neugebildete Granulationsgewebe
subdural oder intradural gelegen ist, kann nur dann getroffen
werden, wenn der Übergangsbereich von der gesunden Dura zu
den pathologischen Veränderungen untersucht wird. Dieser Bereich
ist nicht identisch mit der Umschlagsstelle von äußerer und inne-
rer Hämatommembran, sondern kann vom Blutsack relativ weit
entfernt liegen, beispielsweise bei parietalem Hämatom an der
Falx. Hierauf hat ZÜLCH anläßlich einer Diskussion auf dem
gemeinsamen Kongress der Nederlandse Vereniging van Neurochirurgen und der Deutschen Gesellschaft für Neurochirurgie,
Rotterdam 1960, überzeugend hingewiesen.

Bei den Fällen des eigenen Krankenguts wurden die Hämatome
meist von einem Bohrloch aus entleert, ohne radikale Entfernung
von Hämatommembran und veränderter Dura, so daß nicht immer

ausreichend Material zur histologischen Untersuchung gewonnen werden konnte. Es läßt sich deshalb nicht ausschließen, daß sich darunter, neben Fällen mit rein traumatisch verursachten chronischen subduralen Hämatomen, auch einige solche befinden, bei denen das Trauma nur die Bedeutung einer wesentlichen Teilursache hatte, und die Hämatomentstehung durch bereits vorhandene pachymeningitische Veränderungen begünstigt wurde.

In gutachtlicher Hinsicht hatte v. ALBERTINI die Ansicht vertreten, man sollte bei den letzterwähnten Fällen den Anteil von Trauma bzw. Pachymeningitis mit jeweils 50% einsetzen, weil eine genauere Abschätzung der Wertigkeit der Teilfaktoren nicht möglich sei. Abweichend davon hatte PETERS eine feinere Differenzierung empfohlen, wobei Schwere des Traumas, Lebensalter des Patienten, Ausmaß eventuell schon vor dem Trauma bemerkter, auf eine Pachymeningitis hinweisender Störungen und subjektiver Beschwerden und auch vorbestehende Herz-Kreislauf- und sonstige Organkrankheiten diejenigen Faktoren seien, an denen sich die gutachtliche Bewertung orientieren müsse. Doppelseitigkeit eines subduralen Hämatoms weist auf eine pachymeningitische Genese hin. Allerdings darf nicht übersehen werden, daß ein Patient mit vorbestehender Pachymeningitis bei adäquatem Trauma auch ein echtes traumatisches subdurales Hämatom bekommen kann (z. B. der Fall Wo. von PETERS). Man muß schließlich berücksichtigen, daß die Pachymeningitis haemorrhagica interna nur bei einer kleinen Minderzahl zu raumbeengenden Blutungen führt. Meist wird sie als belangloser Nebenbefund bei Sektionen gefunden, wenn der Tod aus anderer Ursache eingetreten war. Es wird deshalb, auch bei gesicherter Pachymeningitis haemorrhagica interna, sofern eine nennenswerte Gewalt auf den Schädel eingewirkt hatte, kaum je möglich sein, die Wahrscheinlichkeit der richtunggebenden Verschlimmerung des bis dahin mehr oder weniger latenten pachymeningitischen Prozesses abzulehnen.

Faktoren, welche die Entstehung eines chronischen traumatischen subduralen Hämatoms begünstigen

Seine Entwicklung ist anscheinend an besondere Voraussetzungen gebunden. Hierfür sprechen u. a. das Vorkommen überwiegend nach leichteren Schädeltraumen, die relative Seltenheit, gemessen an der Vielzahl derartiger Verletzungen, und die größere Häufigkeit beim männlichen Geschlecht.

Daß chronische subdurale Hämatome nach schweren gedeckten Hirnverletzungen nur selten gesehen werden, kann verschiedene

Ursachen haben. Diskutiert wird u. a., daß solche schweren Verletzungen meist von einer intrakraniellen Drucksteigerung durch Hirnödem und Liquorvermehrung (meningiale Reaktion) gefolgt sind. Eine solche Drucksteigerung ist zweifellos geeignet, eine subdurale Blutung zum Stehen zu bringen (vgl. die von McElwee und Ray vorgenommene Stillung einer akuten subduralen Blutung durch künstliche Liquordrucksteigerung mittels lumbaler Flüssigkeitsinjektion). Doch entwickelt sie sich meist erst nach längerer Anlaufzeit und würde deshalb die initiale Entstehung eines subduralen Hämatomes nicht verhindern können. Wir halten es deshalb für wahrscheinlicher, daß derartige Fälle, bei denen initiales, wirklich raumbeengendes subdurales Hämatom und hirnödembedingte Schädelinnendrucksteigerung zusammentreffen, schon in der akuten und subakuten Phase solch erhebliche Hirndruckerscheinungen bekommen, daß entweder eine operative Entleerung des Hämatoms vorgenommen wird oder der Patient ad exitum kommt. Diese Fälle scheiden deshalb als Anwärter auf ein chronisches subdurales Hämatom von vornherein aus.

Der von Dressler und Albrecht mitgeteilte Fall (K. St., 61 Jahre) steht nicht in Widerspruch zu dieser Annahme. Das Enzephalogramm vom 3. Tag entspricht dem Bild eines vorwiegend linksseitigen Hirnödems und nicht dem eines raumbeengenden subduralen Hämatoms. Die hämatombedingte Massenverschiebung kommt erst 14 Tage nach dem Unfall zur Darstellung und nimmt in der Folgezeit noch zu. Der Fall läßt sich zwanglos folgendermaßen deuten: Als primäre Folge des Unfalles war es zu einer Kontusion mit einer Läsion in unmittelbarer Nachbarschaft der Sprachzentren gekommen. Die bereits am Tage nach dem Unfall beginnende Aphasie, die ihr Maximum am 2. Tag hatte und dann rasch zurückging, ist am wahrscheinlichsten Ausdruck einer kleinen intrazerebralen Blutung. Weniger wahrscheinlich ist die Verursachung durch ein vom Kontusionsherd ausgehendes Hirnödem, da ödembedingte Ausfälle meist erst um den 3. Tag aufzutreten pflegen. Keinesfalls kann angenommen werden, daß die Aphasie Folge einer Blutung in den Subduralraum war. Ein solch gleichsam ausgestanzter Funktionsausfall läßt sich nicht mit den Folgen einer ja breitflächig einwirkenden Blutung erklären und könnte sich bei Fortbestehen des Hämatoms auch nicht so rasch zurückbilden.

Im Zusammenhang mit der Hirnkontusion war eine kleine, zunächst nicht raumbeengende Blutung in den Subduralraum erfolgt. Diese Blutung muß entweder Tage' später, nach Abklingen der dem Unfall folgenden reaktiven Ödemphase, aus unbekannter Ursache rezidiviert sein, oder aber es kam nun zu einer Blutung aus dem gefäßreichen neugebildeten Granulationsgewebe, das sich im Zuge der Organisation von Blutansammlungen fast regelmäßig bildet.

Als weiterer Faktor kann diskutiert werden, daß eine Läsion von Hirnoberfläche und weichen Hirnhäuten, die bei den schweren Verletzungen häufig ist, der Ausbildung eines chronischen subduralen Hämatoms entgegen wirkt (Leary), sei es wegen der dadurch verursachten Kommunikation zwischen Liquorraum und subduralem Spalt, sei es im Zusammenhang mit der Entstehung einer breiten Wundfläche, die andere Bedingungen für Blutgerinnung und Resorption schafft, als bei einer Blutansammlung in einem epithelausgekleideten präformierten Spalt gegeben sind.

Von vielen Autoren wird die *Bedeutung eines intrakraniellen Unterdruckes* für die Entstehung des chronischen subduralen Hämatoms betont. Diese These scheint erstmalig von ROBERTSON 1893 diskutiert worden zu sein. Als nächster hat CAIRNS 1935 auf die mögliche Bedeutung eines Liquorunterdruckes für das Zustandekommen von subduralen Hämatomen hingewiesen. Er ging dabei von Beobachtungen aus, die er bei der Operation der Hämatome, einmal auch eines Falles von Pachymeningitis ohne Hämatom, gemacht hatte.

Es zeigte sich nämlich in einzelnen Fallen, vorwiegend bei älteren Patienten, auch bei Probetrepanationen kontralateral zum Hamatom, ein Klaffen des Subduralraumes und Zurücksinken des Gehirns. CAIRNS vermutete eine Hirnschrumpfung oder Störung der Liquorproduktion und diskutierte, daß solcher Unterdruck einen begunstigenden Faktor fur das Zustandekommen eines subduralen Hamatoms auch nach leichten Schädigungen darstelle, die nicht geeignet seien, bei Menschen mit normalem Schädelinnendruck ein subdurales Hämatom zu verursachen.

H. WOLFF baute 1942 diese Theorie weiter aus. Er nahm an, daß die Verletzten, bei denen sich ein traumatisches subdurales Hämatom entwickelt, zu den Fällen mit posttraumatischem Unterdruck gehören und daß solch initiale intrakranielle Druckminderung die Voraussetzung dafür sei, daß es aus einer verletzten Brückenvene in den Subduralraum bluten könne. In späteren Stadien, nach Aussprossen der sogenannten Riesenkapillaren in das die Blutung organisierende Granulationsgewebe, könne der Unterdruck eventuell auch Blutungen aus diesen zartwandigen Gefäßneubildungen hervorrufen. Als Argumente, die geeignet seien, seine Ansicht zu stützen, werden die Beobachtungen von DELANNOY und DEMAREZ und von SPROCKHOFF über das Vorkommen posttraumatischen intrakraniellen Unterdruckes, ferner die Übereinstimmung zwischen dem Syndron des Liquorunterdruckes und den Erscheinungen des subduralen Hämatoms, die Feststellung von vermindertem Liquordruck bei Fällen mit inzwischen manifest gewordenem Hämatom sowie schließlich die mangelnde Entfaltungstendenz des Gehirns nach operativer Entleerung des Blutsackes aufgeführt.

In diesem Zusammenhang ist erwähnenswert, daß subdurale Hämatome auch unabhängig von äußeren Gewalteinwirkungen nach Durstkuren, massiver medikamentöser Entwässerung, übermäßiger Sonnenbestrahlung,

Lumbalanästhesie mit nachfolgendem Unterdruck und nach Entfernung von Rückenmarkstumoren gesehen wurden (Cooney und Baker, Gerlach, Holub, Laterza und Riccis, Lazorthes u. Mitarb., Pecker, Javalet und Tuset, Paillas und Piganiol, Petit-Dutaillis u. Mitarb., Chavany, Pertuiset, Weil und Hagenmüller). Im Tierexperiment konnte Girard durch intraperitoneale Injektion hypertonischer Lösungen akute Subduralblutungen hervorrufen.

Obwohl die Theorie von der Bedeutung verminderten Schädelinnendruckes viel Bestechendes hat, müssen doch gegen die Beweiskraft der von H. Wolff mitgeteilten Beobachtungen einige Vorbehalte angemeldet werden. So ist unseres Wissens bisher noch über keinen Fall berichtet worden, bei dem in der ersten Zeit nach einem Trauma der positive Nachweis eines Liquorunterdruckes erbracht wurde und bei dem sich dann später ein chronisches subdurales Hämatom entwickelte. Die beiden von Dressler und Albrecht beschriebenen Fälle — spontane Luftaspiration bei Suboccipitalpunktion im Liegen 16 Tage bzw. 3 Wochen nach dem Trauma — sind nicht beweisend dafür, daß der Unterdruck am Beginn des zum Hämatom führenden pathophysiologischen Geschehens stand bzw. dessen Ursache war, da zum Zeitpunkt der Punktion die Hämatome bereits vorhanden waren.

Einer der drei von Klug, Loew und Wüstner beschriebenen Fälle, von denen die Befunde der akuten posttraumatischen Phase bekannt sind, bekam nach wenigen schmerzfreien Tagen typische Überdruckkopfschmerzen mit Zunahme der Beschwerden bei testweiser Jugulariskompression. Bei der Lumbalpunktion erwies sich der Liquordruck als erhöht. Der zweite Patient hatte in der ersten Zeit nach dem Unfall überhaupt keine subjektiven Beschwerden, also sicher keine gröberen intrakraniellen Druckschwankungen oder Unterdruckzustände.

Die von H. Wolff betonte Übereinstimmung zwischen dem Verhalten der subjektiven Beschwerden beim Unterdrucksyndrom — Verstärkung von Kopfschmerzen, Schwindel usw. in aufrechter Körperhaltung — und bei manifestem subduralen Hämatom läßt auch andere Deutungsmöglichkeiten offen. Ähnliche Beschwerden treten nämlich auch bei Fällen mit eindeutig gesteigertem Schädelinnendruck auf, bedingt durch eine unter orthostatischer Belastung manifest werdende Kreislaufregulationsstörung. Wie Tönnis und Loew zeigen konnten, geht bei intrakraniellen raumbeengenden Prozessen das Ausmaß einer solchen Kreislaufregulationsstörung dem Grad der Hirndrucksteigerung parallel. Schließlich ist es fraglich, ob man aus dem Befund einer intrakraniellen Druckminderung im Spätstadium eines chronischen subduralen Hämatoms auf ein gleichartiges Verhalten des intrakraniellen Druckes schon Wochen oder Monate vorher, zum Zeitpunkt der Entstehung des Hämatoms, schließen kann. So kann beispielsweise eine zu Beginn der Beschwerden von den vorbehandelnden Ärzten durchgeführte dehydrierende Behandlung die Verhältnisse verändert haben. Gegen eine Überwertung des Unterdruckes spricht auch, daß bisher keine Fälle bekannt geworden sind, bei denen sich im Zusammenhang mit einer posttraumatischen Liquorfistel, die ja zu hochgradigen Unterdruckzuständen führen kann, ein chronisches subdurales Hämatom entwickelt hat (DRESSLER und ALBRECHT).

Die Auffassung von PETERS, daß es im wesentlichen eine Frage des Zeitpunktes der Liquoruntersuchung sei, ob man erhöhte oder erniedrigte Liquordruckwerte findet, und daß der Unterdruck nicht Ursache, sondern Folge des subduralen Hämatoms sei, ist zweifellos gut begründet. Auch PETERS betont, daß bei den Fällen des Schrifttums unmittelbar nach dem Trauma in der Regel eine intrakranielle Drucksteigerung aufgetreten sei. Erst im weiteren Verlauf, in der „Phase der Dekompensation", könne das Hämatom Entquellungsvorgänge im Gehirn und eine Verminderung der Liquorproduktion bewirken.

Als weiterer ätiologischer Faktor sind posttraumatische zerebrale Zirkulationsstörungen diskutiert worden, unter Hinweis auf angiographisch nachgewiesene Zirkulationsverlangsamungen (DRESSLER und ALBRECHT) und auf postoperativ mit der Stickoxydulmethode (KETY und SCHMIDT) festgestellte Verminderungen der Hirndurchblutung (SHENKIN). Einschränkend muß allerdings bemerkt werden, daß eine derartige postoperative Durchblutungsminderung nicht nur bei Unterdruckzuständen nach Entleerung von subduralen Hämatomen, sondern regelmäßig auch nach intrakraniellen Eingriffen verschiedenster Art nachweisbar ist (GÄNSHIRT) und somit nicht geeignet erscheint, Rückschlüsse auf die Ätiologie der subduralen Hämatome zu erlauben. Außerdem ist eine Zirkulationsverlangsamung keinesfalls regelmäßig aus den Angiogrammen bei subduralen Hämatomen abzulesen. Schließlich verursachen erfahrungsgemäß Hirndurchblutungsstörungen deutliche subjektive Beschwerden. Derartige Beschwerden haben aber bei dem einen der von uns schon unmittelbar nach dem Trauma beobachteten Fälle in der ersten posttraumatischen Phase völlig gefehlt.

Zusammenfassend läßt sich feststellen, daß ein intrakranieller Unterdruck zwar anscheinend die Entstehung eines subduralen Hämatoms zu begünstigen vermag, ja in besonderen Fällen sogar eine Blutung auslöst, daß er aber, soweit bisher zu übersehen, bei den Fällen mit traumatischem chronischen subduralen Hämatom zumindest in der ersten Zeit nach dem Trauma noch nicht als begünstigender Faktor in Erscheinung tritt. Das Ausbleiben einer intrakraniellen Drucksteigerung nach einem Schädeltrauma scheint unter Umständen schon zu genügen, um die Ausbildung des Hämatoms zu ermöglichen. Wie weit im späteren Verlauf eine Minderung der Liquorproduktion oder Entquellungsvorgänge im Hirnparenchym selbst (DRESSLER und ALBRECHT u. v. a.), wie sie im französischen Schrifttum mit der beschreibenden Bezeichnung „cerveau formolé" angedeutet werden, dem Fortschreiten des Hämatoms vorangehen oder nur sekundär durch das Hämatom ausgelöst werden, muß zunächst noch offen bleiben.

Zur Frage der sekundären Vergrößerung des Hämatoms

Ähnlich umstritten wie die speziellen Voraussetzungen für seine Entstehung sind die Fragen, ob das subdurale Hämatom im Laufe der Zeit an Größe zunimmt, gegebenenfalls auf welche Weise, oder ob es schon in der Anfangszeit nach dem Trauma sein endgültiges Volumen erreicht. Im letzteren Fall, den u. a. KUNKEL und DANDY sowie PETERS, ferner MUNRO beim soliden subduralen Hämatom, für gegeben halten, wäre das freie Intervall als Stadium kompensierten Hirndrucks zu deuten. Mit Versagen der Kompensationsmöglichkeit würde die klinische Symptomatologie einsetzen. Eine ähnliche Auffassung vertritt auch PETERS, allerdings ohne die Möglichkeit einer sekundären Größenzunahme abzulehnen, die beispielsweise nach Art eines subduralen Reizergusses entstehen könne, wie ihn TÖNNIS und LOEW im Zusammenhang mit Luftfüllungen des Subduralraumes gesehen haben.

Als Ursache für die spätere Dekompensation werden die schon erwähnten Entquellungsvorgänge im Hirnparenchym, ferner auch Kreislaufstörungen und Hirnödem in Betracht gezogen.

Entsprechend konnten G. WOLFF und GERBERDING über den angiographischen Nachweis einer Volumszunahme der unter dem Hämatom gelegenen Großhirnhemisphäre berichten. Sie wiesen in diesem Zusammenhang auch auf das häufige Schwanken der klinischen Symptomatologie hin, das gegen eine allmähliche und kontinuierliche Größenzunahme spreche.

Der Ansicht, daß auch die größeren subduralen Hämatome schon im akuten Stadium ihr endgültiges Volumen erreichen, steht die Erfahrung entgegen, daß ein sich rasch vergrößernder intrakranieller raumbeengender Prozeß sehr viel schlechter vertragen wird und früher zu zerebralen Ausfällen führt als einer, der sich nur langsam vergrößert und damit dem Hirn die Möglichkeit des Ausweichens und der Kompensation gibt (TÖNNIS). Bei der Annahme einer akuten Entstehung müßte man unseres Erachtens eine entsprechende klinische Symptomatologie schon im akuten Stadium erwarten. Den Nachweis einer allmählichen Entwicklung eines subduralen Hämatoms haben DRESSLER und ALBRECHT enzephalographisch bei ihrem Fall K. St. erbringen können (siehe S. 76). Damit dürfte die Vermutung, daß die chronischen subduralen Hämatome sofort nach dem Trauma ihr endgültiges Volumen erreichen, widerlegt sein. Die Annahme einer allmählichen Vergrößerung schließt nicht aus, daß zusätzliche Faktoren wie Zirkulationsstörungen und Ödem an der mitunter wechselnden Ausprägung des klinischen Bildes beteiligt sind (BROWDER u. Mitarb.).

Als Möglichkeiten der sekundären Volumszunahme bieten sich die Theorien eines Flüssigkeitseinstromes in das Hämatom infolge osmotischen und onkotischen Druckgefälles, wie auch die von Nachblutungen aus neugebildeten Gefäßen des organisierenden Gewebes. Die osmotisch-onkotische Theorie geht auf GARDNER zurück, der auch experimentell an einem Stück exstirpierter Hämatommembran deren dialysierende Eigenschaften demonstrieren konnte. Voraussetzung für ein ausreichendes Druckgefälle ist der Abbau der Eiweißmoleküle des Hämatoms (ZOLLINGER und GROSS).

Die Möglichkeit von Nachblutungen aus den neugebildeten Kapillaren des Organisationsgewebes wurde erstmalig von PUTNAM und CUSHING zur Diskussion gestellt. Kleinere Blutaustritte sind auch schon früher wiederholt histologisch nachgewiesen worden. Allerdings haben LINK wie auch PETERS bezweifelt, daß auf diese Weise größere Blutungen entstehen könnten. Erst die neueren Untersuchungen von KRAULAND und von ZÜLCH lassen erkennen, daß diesem Faktor wesentlich größere Bedeutung zukommt, als bisher angenommen, und zwar nicht nur für die Vergrößerung eines schon vorhandenen chronischen Hämatoms, sondern auch für dessen Entstehung. Wie Abb. 14 zeigt, kann eine subdurale Blutung zunächst vollständig organisiert werden. Sekundär können dann innerhalb des Organisats Gefäßmißbildungen und aus ihnen Blutungen entstehen, die schließlich zum großen Hämatom zusammenfließen, ein Vorgang ähnlich dem bei der Entstehung des intraduralen Hämatoms pachymeningitischer Genese. Daß entsprechende histologische Befunde nicht häufiger angetroffen werden, findet zwangslos seine Erklärung sowohl in der Seltenheit, mit der sich subdurale Hämatome entwickeln, wie auch darin, daß nur ausnahmsweise Untersuchungsmaterial dieses Anfangsstadiums gewonnen werden kann. In der Regel ist es erst das voll ausgebildete raumbeengende Hämatom, welches zur Operation Anlaß gibt oder den Tod des Patienten herbeiführt.

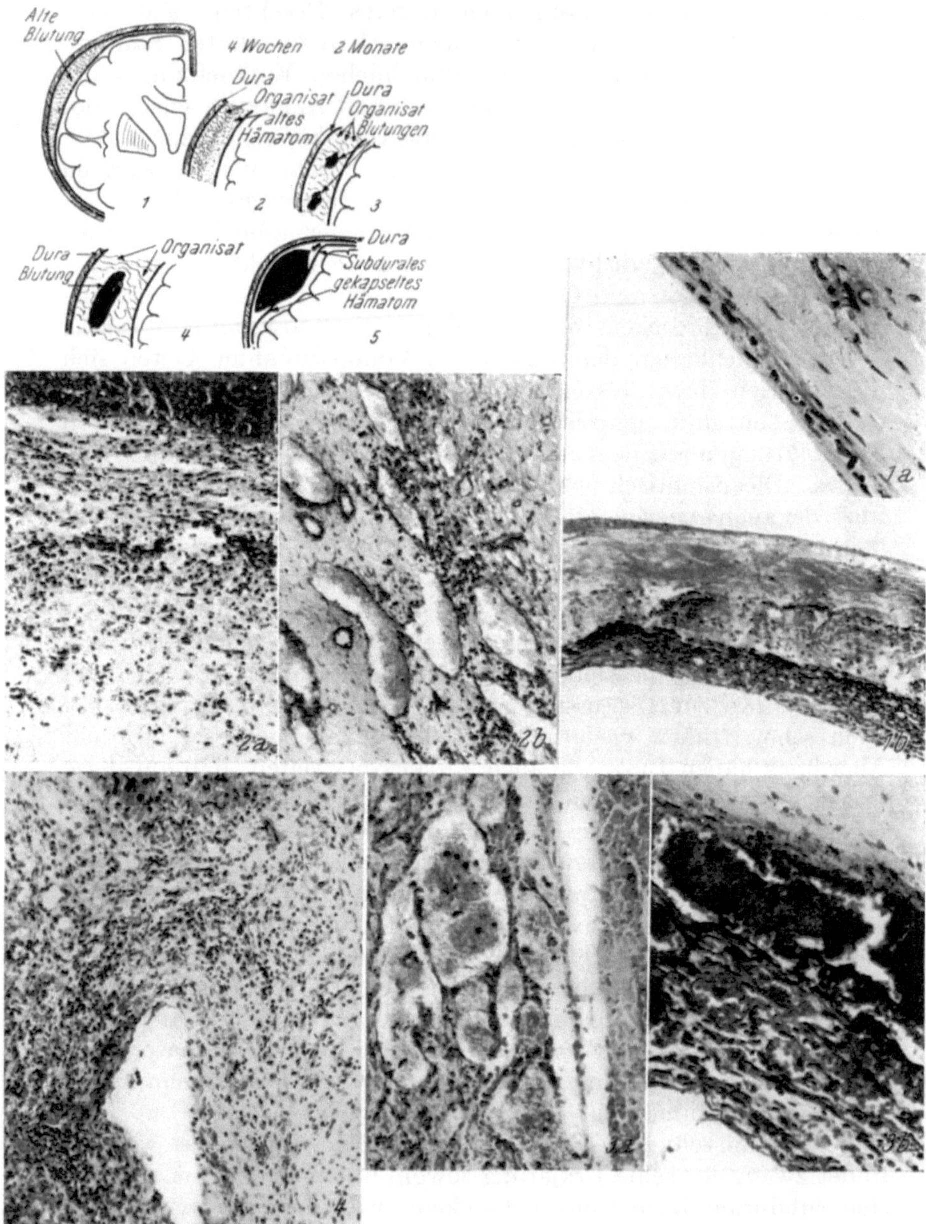

Abb. 14. *Entstehung des chronischen subduralen Hämatoms: Schematische Darstellung und histologische Befunde* (die Abbildungen wurden uns freundlicherweise von Herrn Prof. Zülch zur Verfügung gestellt).
Das Schema zeigt die Entstehung des subduralen, traumatischen gekapselten Hämatoms in den verschiedenen zeitlichen Phasen: *1.* Frische, dünne, wenig raumbeengende subdurale Blutung. *2.* Nach 4 Wochen: weitgehende Organisation der Blutung. *3.* Nach 2 Monaten: vollständige Organisation

Wir halten mit ZÜLCH die eben beschriebene Art der Hämatomentstehung — zunächst Organisation einer subduralen Blutung; spätere Entstehung des eigentlichen Hämatoms aus sekundären Blutungen aus den Gefäßneubildungen des Organisationsgewebes — für den führenden Mechanismus. Erst zu späterem Zeitpunkt kann dann eine weitere Vergrößerung auch als Folge der besonderen osmotisch-onkotischen Verhältnisse zustande kommen.

Es sei schließlich, obwohl heute nicht mehr für wahrscheinlich gehalten, die zuerst von TROTTER vertretene Anschauung aufgeführt, wonach über längere Zeit eine Kommunikation zwischen Hämatom und eröffneter Vene bzw. Sinus (KEEGAN) bestehen bleiben soll, welche die Fortdauer einer Sickerblutung solange ermögliche, bis der steigende Schädelinnendruck den Venendruck erreicht.

Es würde den Rahmen unserer vorwiegend klinischen Studie überschreiten, wollten wir alle Autoren, die in der Folgezeit der einen oder anderen Theorie den Vorzug gaben oder auch das Nebeneinander mehrerer Möglichkeiten bejahten, im einzelnen aufzählen.

Wenn man die Annahme einer sekundären Größenzunahme des subduralen Hämatoms bejaht, muß man — unabhängig davon, auf welche Weise man sich diesen Vorgang zu erklären versucht — die Möglichkeit zugeben, daß dieser Prozeß zum Stehen kommen kann. Ein Beispiel dafür ist der von DRESSLER und ALBRECHT beschriebene Fall J. B. Dieses beweisen auch die gelegentlichen Befunde verkalkter und verknöcherter Hämatome (ALLEN, MOORE und DALY, BOYD und MERRELL, BULL, CHUSID und DE GUTIERREZ-MAHONEY, CRITCHLEY und MEADOWS, DYKE und DAVIDOFF, ERCHUL und ROSENBERG, GOLDHAHN, GRIPONISSIOTIS, KUHLEN-DAHL, LEWIS, McLEAN und LEVY, MOSBERG und SMITH, MUNRO, v. ROKITANSKY, SCHÜLLER, VINCENT, WERTHEIMER und DE-CHAUME, ein eigener Fall). LAZORTHES hat derartige Fälle als eigene Untergruppe zusammengefaßt und bezeichnet sie als chronische latente subdurale Hämatome.

---

der Blutung mit Auftreten von sekundaren Blutungen aus dunnwandigen Gefaßen. *4* Zusammenfließen dieser Blutungen. *5* Zusammenfließen der Blutungen und moglicherweise osmotische Vermehrung der Flussigkeit im gekapselten Hamatom aus den Arachnoidalraumen.
Histologische Befunde 1a und *b* Organisiertes subdurales Hamatom. *1a:* weitab von dem gekapselten Hamatom (Vergr.: 134×, kr.), *1b* etwa 1 cm von dem Beginn des Hamatomsacks (Vergr.. 115×, H. E) Oben Dura, unten Organisat. *2a.* Man erkennt den Vorgang der Organisation des Hamatoms (Vergr. 105×, van Gieson). Oben Dura, in der Mitte Organisat mit Ausbildung kleiner sinusoider Gefaße, unten Reste des unorganisierten Hamatoms. *2b:* Zone der sinusoiden Gefaße, aus denen die sekundaren Blutungen gewohnlich beginnen (Vergr · 110×). *3a·* Man erkennt das Zusammenfließen von Blutungen aus den sinusoiden Gefaßen, rechts Dura (Vergr.. 175×, H. E). *3b* Durch Zusammenfließen bildet sich bereits ein kleines sekundares Hamatom, oben Dura (Vergr.: 173×, H. E). *4* Umschlagstelle des Hamatoms: Man erkennt die außere (rechts) und innere (links) Kapsel. Oben kleines Sekundarhamatom außerhalb des großen gekapselten Hamatoms (Vergr.: 115×, H. E.).

Häufigkeit

Zahlen über die absolute Häufigkeit des Vorkommens chronischer subduraler Hämatome, bezogen entweder auf eine bestimmte Bevölkerungszahl oder auf eine bestimmte Zahl von Schädelverletzungen, sind im Schrifttum nicht mitgeteilt und dürften auch kaum zu ermitteln sein. Deshalb werden die veröffentlichten Häufigkeitszahlen in der Regel auf ein spezielles Krankengut bezogen, etwa auf die Anzahl der vom Autor behandelten intrakraniellen raumbeengenden Prozesse bzw. Schädelverletzten. Dabei muß man sich, wie dies KRAYENBÜHL und NOTO sehr treffend gesagt haben, stets vor Augen halten, daß den verschiedenen Fachrichtungen ein unterschiedlich ausgelesenes Krankengut überwiesen wird, den Chirurgen häufiger die traumatischen Hämatome, den Psychiatern unter der Verdachtsdiagnose beispielsweise einer Psychose häufiger die Pachymeningitisfälle. Den Neurochirurgen werden, sofern die Diagnose rechtzeitig gestellt wurde, beide Formen zugewiesen. Und die Pathologen sehen schließlich überwiegend die zu Lebzeiten nicht diagnostizierten Hämatome sowie jene Formen einer Pachymeningitis, die symptomlos abgelaufen, einen belanglosen Nebenbefund bedeuten.

Zusammenfassungen der früheren Literaturangaben zur Frage der Häufigkeit finden sich u. a. bei HANKE, KRAYENBÜHL und NOTO und bei KLUG, LOEW und WÜSTNER. Wegen des für klinische Belange nur sehr begrenzten Aussagewertes der Zahlen sei unter Hinweis auf diese Zusammenstellungen auf eine Wiederholung verzichtet. Wir selbst sahen, wie bereits im Zusammenhang mit der Besprechung der LINKschen Thesen mitgeteilt, unter 3901 frischen Schädelverletzten nur 3 Fälle, bei denen sich anschließend ein chronisches subdurales Hämatom entwickelte. Das entspricht einer Häufigkeit von 0,08% (KLUG, LOEW und WÜSTNER).

Lebensalter und Geschlecht

Die Mitteilungen des Schrifttums zur Altersverteilung stimmen unter sich und mit den eigenen Beobachtungen gut überein. Summarisch kann man sagen, daß chronische subdurale Hämatome in jedem Lebensalter vorkommen. Der Häufigkeitsgipfel liegt um 60 Jahre, das mittlere Lebensalter bei etwa 40 Jahren (BETTAG, CHRISTENSEN, DAVINI und TARTARINI, GRANT, HANKE, JELSMA, KRAYENBÜHL und NOTO, KUNKEL und DANDY, LAZORTHES, LENNARTZ und MÜLLER, MATEOS und DAILY, NORDLIE, OKONEK, PETERS, PUTNAM, G. WOLF, G. WOLF und GERBERDING). Bei den Pachymeningitisfällen liegen die vergleichbaren Zahlen höher (ALLEN, DALY und MOORE; CIARLA; LINK; W. WOLFF; WEPLER).

Auffallend und fast von allen Autoren bestätigt ist das beträchtliche Überwiegen des männlichen Geschlechts mit im Mittel etwa 90% (CHRISTENSEN, DAVINI und TARTARINI, HANKE, JELSMA, KRAYENBÜHL und NOTO, KUNKEL und DANDY, LAZORTHES, LENNARTZ und MÜLLER, MCKENZIE, RAND, eigenes Krankengut). Lediglich BETTAG sowie MATEOS und DALY sahen eine stärkere Beteiligung auch des weiblichen Geschlechtes mit einem Quotienten, der um 1:3 bis 1:4 (weiblich zu männlich) lag. Bei MATEOS und DALY findet dies zwanglos seine Erklärung darin, daß die mitgeteilten Zahlen auch akute und subakute Hämatome umfassen. Für den relativ hohen Anteil von Frauen in dem von BETTAG beschriebenen Krankengut ist eine besondere Erklärung nicht zu geben. Es handelt sich ausschließlich um chronische subdurale Hämatome, und es findet sich auch kein Anhalt dafür, daß Fälle von Pachymeningitis haemorrhagica interna mit einbegriffen wären.

Im Gegensatz zu den Verhältnissen beim chronischen traumatischen Hämatom ist die Relation der Geschlechter bei der Pachymeningitis sehr viel ausgewogener. Das männliche Geschlecht ist von dieser Krankheit kaum häufiger betroffen (ALLEN, DALY und MOORE, W. WOLFF, LINK, eigenes Krankengut). Nur KRAYENBÜHL und NOTO fanden mit 80% Männern und 20% Frauen auch bei der Pachymeningitis größere geschlechtsabhängige Häufigkeitsunterschiede. Es wäre zu diskutieren, ob und wie weit hier eine unterschiedliche Grenzziehung zwischen chronischem traumatischem Hämatom und pachymeningitischem Hämatom die verschiedenen Häufigkeitsrelationen zu erklären vermag.

Blutungsquelle

Mit guter Übereinstimmung wird von den meisten Autoren die Läsion eines einzelnen venösen Gefäßes als Blutungsquelle angenommen, im Gegensatz zu den akuten subduralen Hämatomen, bei denen häufiger Lazerationen der Hirnoberfläche gefunden worden sind. Meist wird eine Zerreißung von Brückenvenen als wahrscheinlich unterstellt. Dabei muß man sich allerdings klar machen, daß der Ausdruck „Brückenvene" in verschiedenem Sinn gebraucht wird. LEARY verstand darunter die erstmalig von MITTENZWEIG beschriebenen sehr zartwandigen atypischen venösen Anastomosen zwischen subarachnoidalen und intraduralen Venenplexus. Es ist gut vorstellbar, daß derartige dünne Gefäßverbindungen zwischen Hirnoberfläche und Dura bei Schleuderbewegungen des Gehirns leicht einreißen können. Abweichend davon wird der Ausdruck Brückenvene sonst meist für die Venen verwandt, die von den Hemisphären kommend in den Sinus longitudinalis superior einmünden. Auch Läsionen dieser Venen — obwohl sie wesentlich dickwandiger und, wie sich bei neurochirurgischen Eingriffen immer wieder zeigt, gegen mechanische Beanspruchungen widerstandsfähiger als die MITTENZWEIGschen Anastomosen sind — werden als Blutungsquelle angeführt (ASK-UPMARK, HENSCHEN, HOLMES. JEFFERSON, KEEGAN, KRAYENBÜHL und NOTO, KUNKEL und DANDY, LAUDIG und BROWDER, PUTNAM und CUSHING, SJÖQVIST, TROTTER, WEGELIN und viele andere). Allerdings sind Beobachtungen eines in ein Hämatom mündenden rupturierten Gefäßes ausgesprochen selten (TÖNNIS, mitgeteilt von ZEHNDER), so daß es sich meist nur um Mutmaßungen handelt. Es sei ausdrücklich darauf hingewiesen, daß Blutungsquelle und endgültige Lokalisation des sich abkapselnden Hämatomes nicht übereinstimmen müssen. Auch bei einer Blutung im Parasagittalgebiet ist es durchaus möglich, daß die ja erst nach Tagen beginnende Abkapselung des Hämatoms lateral über der Konvexität erfolgt, in einem Bereich, in dem die Hemisphäre besser ausweichen kann, so daß der Ansammlung des Blutes hier weniger Widerstand entgegengesetzt wird.

Die angiographischen Beobachtungen, daß akute und subakute subdurale Hämatome häufig bis an den großen Längssinus heranreichen, während die chronischen subduralen Hämatome sich nicht immer bis zur Mittellinie ausbreiten, spricht für unsere eben skizzierte Annahme. Aus diesem Grunde und gestützt auch durch die von BETTAG beschriebenen Operationsbefunde des RÖTTGENschen Krankengutes können wir v. ALBERTINI nicht zustimmen, wenn er die Ansicht vertritt, es spreche gegen die traumatische Genese eines chronischen subduralen Hämatoms, wenn die Kapsel nicht bis in das Parasagittalgebiet reicht.

Neben den Brückenvenen sind auch Läsionen kleiner pialer Arterien (KRAULAND) und subendothelialer Duragefäße (PETERS) diskutiert worden. In den meisten Fällen wird man die Blutungsquelle nicht finden können, da die Blutung beim chronischen subduralen Hämatom schon Wochen zurückliegt, sich das Gefäß längst verschlossen hat — es würde allen neurochirurgischen Erfahrungen widersprechen, eine über so lange Zeit hin rezidivierende venöse Blutung anzunehmen — und der Vorgang der Organisation und Abkapselung die ursprünglichen Verhältnisse grundlegend verändert. Schließlich ist zu erwähnen, daß von einzelnen Autoren

(BETTAG) eine primäre Gefäßläsion als Blutungsquelle ganz abgelehnt und eine Blutung e vacuo als Folge posttraumatischer intrakranieller Zirkulationsstörungen, Druckschwankungen und Unterdruckzustände angenommen wird. Ein positiver Beweis für diese Unterdruckthese konnte bisher — wie auf S. 78 und 79 bereits dargelegt — nicht erbracht werden. Die auch von uns häufig beobachtete Wiederauffüllung eines von einem Bohrloch aus entleerten gekapselten Hämatoms vermögen wir entgegen BETTAG nicht als Beweis für die primäre Entstehung des Hämatoms auf Grund eines solchen Mechanismus anzusehen, liegen doch jetzt ganz andere Verhältnisse vor. Einmal schafft die Hämatomentleerung tatsächlich in vielen Fällen einen intrakraniellen Unterdruck erheblichen Ausmaßes, zum anderen ist die Hämatommembran, wie dies aus zahlreichen histologischen Untersuchungen hervorgeht, von abnormen Kapillarschlingen, den sogenannten Riesenkapillaren durchsetzt, die zu Blutungen neigen.

Lokalisation

Von allen Autoren wird übereinstimmend festgestellt, daß die überwiegende Mehrzahl aller chronischen subduralen Hämatome lateral über einer Hemisphäre gelegen ist, wobei der Schläfenlappen meist frei bleibt. Ausschließlich frontale oder occipitale Lokalisation ist ausgesprochen selten. Dabei wird kein anderes klinisches Bild als bei den typisch lokalisierten Hämatomen hervorgerufen. Auch doppelseitiges Vorkommen war im eigenen Krankengut mit nur 2% auffallend selten, wenn man mit anderen Zusammenstellungen vergleicht (DAVINI und TARTARINI 15%, HANKE 15%, KRAYENBÜHL und NOTO 31%, LEARY 16%, DE MORSIER 37%). Lediglich die Häufigkeitsangaben von KUNKEL und DANDY (4%) und von NORDLIE (5%) stimmen mit den bei uns gefundenen Verhältnissen überein. Die Erklärung der sehr viel größeren Häufigkeit bei anderen Autoren ist darin zu sehen, daß deren Krankengut in verschiedenem Anteil auch Fälle von Pachymeningitis haemorrhagica interna umfaßt, bei der doppelseitiges Vorkommen überaus häufig ist.

Die doppelseitigen Hämatome unterscheiden sich hinsichtlich ihrer klinischen Symptomatologie nicht signifikant von den einseitigen, können also aus dem klinischen Befund allein nicht diagnostiziert werden.

Noch seltener sind chronische subdurale Hämatome an der Schädelbasis. Ein Fall im Sellabereich, beschrieben von KUNKEL und DANDY, bot die Symptomatologie eines Hypophysentumors.

Ein ähnlicher Fall wurde kürzlich von Schroeder, Arana und San Julián veröffentlicht. Auch die Lage im Interhemisphärenspalt stellt eine extreme Ausnahme dar (Aring und Evans, Jacobsen, Leary). Chronische subdurale Hämatome der hinteren Schädelgrube sind dagegen etwas häufiger beschrieben worden (Fischer, Kim und Sachs jun., Gross, Holub, de Morsier, Peet, Pourpre, Tournoux und Rebouffat). Ihre Symptomatologie ist uncharakteristisch und entspricht am ehesten der eines raumfordernden Prozesses der hinteren Schädelgrube. Eine präoperative Artdiagnose ist meist nicht möglich. Art und Lokalisation der atypischen supratentoriellen subduralen Hämatome können dagegen in der Regel durch Karotisangiographie geklärt werden.

Klinische Symptomatologie

Eines der wesentlichsten klinischen Kennzeichen des chronischen subduralen Hämatoms ist *das sogenannte freie Intervall* zwischen dem Rückgang bzw. Abklingen der primär traumatisch bedingten Beschwerden und dem Auftreten von Erscheinungen seitens des Hämatoms. Allerdings ist dieses Intervall oft nicht völlig symptomfrei, sondern nur symptomärmer als die akute posttraumatische und die spätere Hirndruckphase. Dabei muß es meist unentschieden bleiben, ob die im Intervall noch geklagten Beschwerden, die auch als Brückensymptome bezeichnet werden, noch Folge der abklingenden traumatischen Hirnschädigung oder schon Frühsymptom des sich entwickelnden Hämatoms sind.

Als häufigste Intervalldauer werden von den meisten Autoren Zeiten um 1—3 Monate angegeben (dabei sind in der Regel die subakuten Hämatome mit einbezogen: Bull, Gardner, Hanke, Jelsma, Krayenbühl und Noto, Mateos und Daly, Nordlie, Sjöqvist und Kessel u. v. a.). Nur ausnahmsweise finden sich Angaben über mehr als 6 Monate (Christensen 5 bis 6 Jahre, Klemme bis 20 Jahre, Kunkel und Dandy bis 1 Jahr, Lechner bis 3 Jahre, Puech 18, 25 und 29 Jahre, Wegelin je ein Fall mit 11- und 13jährigem Intervall). Allerdings wird man nicht in jedem dieser Fälle den ursächlichen Zusammenhang zwischen angeschuldigtem Trauma und subduralem Hämatom als erwiesen ansehen können. In manchen Fällen ist der Zusammenhang nur indirekt gegeben gewesen; es entwickelte sich zunächst ein posttraumatisches zerebrales Anfallsleiden; eine in einem Anfall erlittene erneute Verletzung verursachte dann später das subdurale Hämatom. Oft mag das menschliche Kausalitätsbedürfnis oder auch ein Entschädigungsbegehren den Patienten veranlassen, ein weit zurückliegendes

Trauma als Ursache anzugeben, während es sich in Wirklichkeit um ein pachymeningitisches Hämatom gehandelt hatte. Im Einzelfall kann die Klärung der Zusammenhangsfrage sehr schwierig sein. Das eigene Krankengut umfaßt nur 3 Fälle mit einem Intervall von mehr als 6 Monaten bis maximal 2 Jahre. Davon fällt überraschenderweise keiner in die Zeit zwischen 6 und 12 Monaten. Daß dieser Zeitraum ausgespart ist, könnte für eine unfallfremde Genese der erst nach längerem Intervall manifest werdenden 3 Fälle sprechen. Trotzdem haben wir sie nicht aus der Statistik ausgeschieden, um nicht von vornherein durch Setzen einer willkürlichen Grenze die Diskussion dieser Frage unmöglich zu machen. Da auch die meisten Statistiken des Schrifttums kaum Fälle von mehr als 6monatigem Intervall haben, wird man nur in besonderen Ausnahmefällen, etwa bei Entwicklung eines verkalkten Hämatoms, ein länger als 6 Monate zurückliegendes Trauma als Ursache anerkennen können.

Das Auftreten bzw. die Zunahme eventuell noch bestehender geringerer *Kopfschmerzen* ist bei der überwiegenden Mehrzahl aller Fälle das Erstsymptom, das die Hämatomsymptomatologie einleitet. Seit der sorgfältigen Analyse des KRAYENBÜHLschen Krankengutes und seiner Literaturzusammenstellung ist zu dieser Frage nichts Belangvolles mehr veröffentlicht worden. Auch das eigene Material vermag dem nichts hinzuzufügen. Ähnliches gilt von den übrigen uncharakteristischen subjektiven Beschwerden wie *Schwindelgefühl* und *Übelkeit*, deren Häufigkeit bei KRAYENBÜHL und NOTO um 40% lag. Die Schrifttumsangaben sind zum Teil sehr divergierend, in Abhängigkeit von dem Stadium intrakranieller Drucksteigerung, zu dem die Patienten zur Operation kamen.

Von den objektivierbaren Ausfällen sind zweifellos die *psychischen Störungen* die häufigsten und bedeutsamsten. Dabei sollen unter diesem Begriff sowohl Bewußtseinsstörungen wie auch leichtere reversible psychische Veränderungen zusammengefaßt werden. Allerdings ist die Einschränkung zu machen, daß sicher sowohl bei den eigenen wie auch bei den Fällen des Schrifttums oft leichtere Durchgangssyndrome (WIECK) übersehen worden sein dürften, weil diese geringgradigeren Veränderungen, wenn nicht speziell darauf geachtet wird, sich leicht dem Nachweis entziehen. Dementsprechend streuen die mitgeteilten Zahlen über die Häufigkeit solcher psychischer Veränderungen ganz beträchtlich. Als extreme Angaben sind die von MCKENZIE mit 18% und die von WORTIS, HERMANN und LONDON mit 100% einander gegenüberzustellen. Weitere Angaben über psychische Störungen bei chronischen subduralen Hämatomen finden sich u. a. bei CLARKE und COOPER, DAVINI und TARTARINI, FERRARIS und DE NEGRI, GARDNER, HANKE, JELSMA, KRAYENBÜHL und NOTO, KUNKEL und DANDY, LAZORTHES, MICHEELS, NORDLIE, PETIT-DUTAILLIS und Mitarb., POPPEN u. Mitarb., RAND, REISNER und SCHERZER, SCHEID, WOLF, WOLF und GERBERDING.

KRAYENBÜHL und NOTO wie auch GARDNER wiesen in diesem Zusammenhang darauf hin, daß der Grad der psychischen Veränderung nicht immer dem Ausmaß der intrakraniellen Drucksteigerung parallel gehen muß, da auch bei intrakraniellem Unterdruck psychische Störungen beobachtet werden können. Am eigenen Krankengut sahen wir außerdem, daß Bewußtseinsstörung und angiographisch nachweisbare Zirkulationsverlangsamung ebenfalls nicht fest gekoppelt waren. Offenbar spielen neben den allgemeinen Auswirkungen der intrakraniellen Druckänderung, die unmittelbar wie auch auf dem Umweg einer Zirkulationsstörung die Tätigkeit des Gehirns beeinflussen kann, auch andere Faktoren, wie z. B. örtliche Beeinträchtigungen bestimmter Hirnstammstrukturen infolge Massenverschiebung, eine Rolle. Daß die beim chronischen subduralen Hämatom vorkommenden psychischen Störungen sehr unterschiedlich gefärbt sein können, von leichter Antriebsverarmung über Apathie und affektive Störungen bis hin zu deliranten Bildern und tiefer Bewußtlosigkeit, hat kürzlich G. WOLF an Hand des eigenen Krankengutes und des Schrifttums in seinem Übersichtsreferat dargelegt. Da man nur ausnahmsweise Patienten mit chronischem subduralen Hämatom sieht, bei denen keinerlei psychische Veränderungen aufgetreten sind — es handelt sich dann meist um jüngere Menschen —, könnte die Frühdiagnose dieser posttraumatischen Komplikation zweifellos durch ein sorgfältigeres Achten auf derartige Symptome gefördert werden.

Die *einseitige Pupillenerweiterung*, die früher oft als ein führendes Symptom des chronischen subduralen Hämatoms angesehen wurde (Häufigkeit bei ECHLIN 69%), scheint mit der in letzter Zeit zweifellos verbesserten Diagnostik und dem dadurch möglichen früheren Erfassen der Patienten seltener geworden zu sein (KRAYENBÜHL und NOTO 13%, NORDLIE 17%, eigenes Krankengut 16%). Daß nicht immer die zum Hämatom homolaterale Pupille erweitert ist, dürfte ähnliche Ursachen haben, wie dies im Zusammenhang mit der Besprechung der epiduralen Hämatome dargelegt wurde. Sowohl bei ECHLIN, bei KRAYENBÜHL und NOTO wie auch bei uns fanden sich etwa gleich viel homolaterale wie kontralaterale Pupillenerweiterungen. Echte Augenmuskellähmungen sind noch seltener (CLARK und GRODDY, KRAYENBÜHL und NOTO, POPPEN,

GLONING und KLAUSBERGER, LECHNER, WOLF, WOLF und GERBER-DING).

Ähnlich inkonstant wie die Pupillenstörung ist das Auftreten einer *Stauungspapille*. Die Häufigkeitsangaben streuen zwischen 25% und 90% (DAVINI und TARTARINI, GARDNER, HANKE, HUBER, JELSMA, KRAYENBÜHL und NOTO, KUNKEL und DANDY, LECHNER, LENNARTZ und MÜLLER, MCKENZIE, NORDLIE, PAILLAS und PIGANIOL, POPPEN u. Mitarb., RAND, SEITZ, SIGWART), wobei die Statistiken des letzten Jahrzehntes meist eine Häufigkeit von 50% und weniger angeben. Damit stimmt überein, daß etwa die Hälfte der Patienten des eigenen Krankengutes eine Stauungspapille aufwies. Sicher hat SCHEID recht, wenn er es als im wesentlichen eine Frage des Zeitpunktes bezeichnet, ob eine Stauungspapille zu finden ist oder nicht.

Neurologische Halbseitenzeichen sind — wie auch in unserem Material — von den meisten Autoren bei etwa drei Viertel aller Patienten mit chronischem subduralen Hämatom gefunden worden. Die früheren Schrifttumsangaben hierzu sind bei HANKE und bei KRAYENBÜHL und NOTO zusammengestellt. Neuere im wesentlichen übereinstimmende Zahlen bringen LAZORTHES, MATEOS und DALY, NORDLIE, POPPEN, WOLF und GERBERDING. Daß diese Symptome homolateral zum Sitz des Hämatoms vorkommen und damit zu einer falschen Seitendiagnose Veranlassung geben können, ist altes Erfahrungsgut. Die Häufigkeit solch einer zum Hämatom homolateraler Symptomatik betrug im Krankengut von NORDLIE 11%, bei KRAYENBÜHL und NOTO 19% und bei uns 14%. Abweichend von diesen übereinstimmenden Zahlen gab GRANT eine Häufigkeit von 37% an. Eine Erklärung für diesen Unterschied vermögen wir nicht zu geben.

Eine ins einzelne gehende Analyse der verschiedenen neurologischen Symptome und ihrer Häufigkeiten ist wenig fruchtbar. Es genügt der Hinweis, daß *motorische Reizerscheinungen* (fokale und generalisierte zerebrale Krampfanfälle) ausgesprochen selten sind und deshalb nicht zum typischen Bild des chronischen subduralen Hämatoms gehören. Die im eigenen Krankengut gefundene Häufigkeit von 7% liegt etwas über den Berichten von DAVINI und TARTARINI, KRAYENBÜHL und NOTO und von NORDLIE. In vielen anderen Zusammenstellungen werden noch größere Häufigkeitszahlen gegeben, doch sind hier zum Teil auch die akuten Fälle in die Statistik mit einbezogen und manchmal anscheinend auch Streckkrämpfe nicht von epileptischen Anfällen unterschieden. *Strecksynergismen* sowie *Puls-* und *Blutdruckveränderungen* treten in der Regel erst im Spätstadium hinzu (Häufigkeit der Strecksynergismen im eigenen Krankengut 5%). Sie sind, ebenso wie die homolateralen neurologischen Symptome, Ausdruck einer Mittelhirnläsion durch Einklemmung im Tentoriumschlitz oder Zeichen erheblicher Beeinträchtigung der Hirndurchblutung.

Röntgenaufnahmen des Schädels

Sie vermögen nur ausnahmsweise zur Diagnose des chronischen subduralen Hämatoms beizutragen, zum Beispiel dann, wenn es sich um einen der seltenen Fälle mit verkalktem Hämatom handelt (siehe S. 83 und Abb. 8), wenn eine Seitenverschiebung einer verkalkten Pinealis die Seite des raumbeengenden Prozesses erkennen läßt (bei 10% der Patienten von DAVINI und TARTARINI war dies der Fall), oder wenn ein sehr lange bestehendes Hämatom bei Kindern zu einseitiger Ausladung der Schädelkalotte über dem Hämatom geführt hat.

Frakturen sind beim chronischen subduralen Hämatom wesentlich seltener als bei den anderen Arten traumatischer intrakranieller Hämatome. In manchen Statistiken fehlen sie völlig (BULL, KRAYENBÜHL und NOTO). NORDLIE hatte eine Häufigkeit von 3%. Sie betrug im eigenen Krankengut 2%.

Karotisangiographie

Die Schrifttumsangaben zur angiographischen Diagnostik der subduralen Hämatome hatten wir bereits im Zusammenhang mit der Besprechung der akuten subduralen Hämatome aufgeführt (siehe S. 63). Charakteristisch für das chronische subdurale Hämatom ist eine in der Regel linsenförmige Abdrängung der Hirngefäße von der Schädelkalotte, die besonders in der kapillaren und venösen Phase eines Serienangiogramms auf den Sagittalbildern gut zur Darstellung kommt. Lediglich bei jüngeren Patienten kann diese Abdrängung noch plankonvexe Form haben (siehe FRIEDMANN, SCHMIDT-WITTKAMP und WALTER, sowie auch in dieser Arbeit auf S. 31).

DRESSLER und ALBRECHT hatten bei ihren Fällen von chronischem subduralem Hämatom das Vorkommen einer serienangiograhpisch faßbaren Zirkulationsverlangsamung beschrieben, deren Ausmaß eine Abhängigkeit vom Alter des Hämatoms hätte erkennen lassen. Im eigenen Krankengut war eine signifikante Zirkulationsverlangsamung wesentlich seltener (12 von 73 serienangiographisch untersuchten Fällen = 16%). Es ließen sich weder Beziehungen zur Dauer der speziellen Vorgeschichte noch zum Lebensalter der Patienten oder der Mortalität herstellen (FRIEDMANN, SCHMIDT-

WITTKAMP und WALTER). Eine Kontrolle dieser Verhältnisse an größerem Krankengut wird aber nötig sein, um statistisch signifikante Aussagen machen zu können.

Postoperativ kann man mit Hilfe von Kontrollangiographien erkennen, ob und wie weit sich das Hirn wieder ausgedehnt und der Schädelkapsel angelegt hat bzw. ob Nachpunktionen erforderlich sind (BETTAG, LAZORTHES u. Mitarb., FRIEDMANN, SCHMIDT-WITTKAMP und WALTER). Nach unseren Beobachtungen werden dabei die verschiedenen Hämatomformen in umgekehrter Reihenfolge durchlaufen. Aus dem linsenförmigen, bikonvexen, gefäßfreien Raum wird also zunächst ein plankonvexer und dann ein sichelförmiger Spalt, bevor sich das Hirn ganz anlegt. Wenn die Kontrollangiographie zeigte, daß die erste Hämatomentleerung bereits eine wesentliche Verkleinerung des Hämatoms und Rückbildung der Verformung des Hirnes bewirkt hatte, bildete sich das Resthämatom regelmäßig auch ohne weitere Nachpunktionen spontan vollständig zurück.

Luftfüllung der Liquorräume

Mit dem Ausbau der perkutanen Karotisangiographie zur praktisch gefahrlosen Routinemethode bei allen supratentoriellen raumbeengenden Prozessen des Schädelinneren, ist die Hirnkammerluftfüllung aus der Diagnostik der subduralen Hämatome völlig verdrängt worden. Eine ins Detail gehende Schilderung der vorkommenden enzephalographischen und ventrikulographischen Befunde und des zugehörigen Schrifttums erübrigt sich deshalb. Gute zusammenfassende Darstellungen finden sich u. a. bei BULL, DANDY, DYKE und DAVIDOFF, HANKE, KRAYENBÜHL und NOTO. Nur ausnahmsweise soll das Luftbild die Artdiagnose des subduralen Hämatoms ermöglichen, dann nämlich, wenn eine Luftansammlung zwischen Hämatommembran und Hirnoberfläche dargestellt wird (KOSCHEWNIKOFF und FRAENKEL). Dabei handelt es sich um einen seltenen Befund. In der Regel ergibt sich lediglich das uncharakteristische Bild eines lateral breitflächig über der Hemisphäre liegenden raumbeengenden Prozesses mit Verdrängung des ganzen Ventrikelsystems zur Gegenseite, Schiefstand des 3. Ventrikels, Verengung der gleichseitigen und Erweiterung der gegenseitigen Seitenkammer, wobei der homolaterale Ventrikel tiefer steht. Man wird heute in jedem Fall bei einem derartigen Befund zur Abklärung der Artdiagnose eine Karotisangiographie anschließen und damit das Hämatom positiv nachweisen können. Nach der Hämatomentleerung soll sich, wie DRESSLER und ALBRECHT mitgeteilt haben, in praktisch jedem Fall eine deutliche Erweiterung beider

Seitenkammern und des 3. Ventrikels entwickeln, die oft schon nach Tagen nachweisbar sei. Die Häufigkeit dieser Ventrikelerweiterung nach subduralen Hämatomen sei wesentlich größer, als erfahrungsgemäß nach gedeckten Schädel-Hirn-Traumen ohne Hämatom zu erwarten.

Elektrenzephalographische Befunde

Schrifttumsberichte über EEG-Befunde bei chronischen subduralen Hämatomen finden sich u. a. bei Chusid und de Gutierrez-Mahoney, Courjon, Frachon und Allegre; Dawson u. Mitarb., Ferrier und Megewand, Friedländer, Gerlach und Steinmann, Jasper, Kershman und Elvidge, Kaplan, Huber und Browder, Levy, Segerberg, Schmidt, Turell und Rosemann, Marossero und Maspes, Paillas und Naquet, Puech, Bounes und Luquet, Rodin, Bickford und Svien, Smith, Mosberg, Pfeil und Oster, Steinmann, Steinmann und Jost, Sullivan, Abbott und Schwab, Turell, Levy und Roseman, Whelan, Haddad, Webster und Gurdjian, Walkenhorst, Wolf und Gerberding, Zukerman u. Mitarb.
Wir folgen hier im wesentlichen der Darstellung, die Steinmann, gestützt auf die eigenen Erfahrungen an dem Krankengut unserer Klinik und die Schrifttumsberichte, kürzlich gegeben hat. Wie ganz allgemein, sind die EEG-Veränderungen auch beim subduralen Hämatom unspezifisch und nur im Rahmen des klinischen Gesamtbildes zu verwerten. Am aufschlußreichsten sind Längsschnittuntersuchungen. An ein Hämatom muß dabei vor allem dann gedacht werden, wenn sich die dem Trauma unmittelbar folgenden Allgemeinstörungen bereits zurückgebildet hatten und, nach einem Intervall relativ normaler Befunde, erneut und nun progredient Störungen sichtbar werden. Die Entwicklung eines posttraumatischen Anfallsleidens muß allerdings differentialdiagnostisch in Erwägung gezogen werden.
Die Ausprägung der Befunde beim manifesten subduralen Hämatom ist verständlicherweise abhängig vom Ausmaß der Beeinträchtigung des Gehirns, also vom Grad einer eventuell eingetretenen Dekompensation. Entsprechend kann man unterschiedlich ausgeprägte Theta- und Delta-Aktivität, fokale Depressionen, aber auch normale Befunde registrieren. Über den Seitenhinweis hinaus ist eine nähere Lokalisation in der Regel nicht möglich. Die Befunde bei doppelseitigen Hämatomen gleichen im wesentlichen denen bei einseitiger Blutung, wobei Depressionen oder Verlangsamung des Grundrhythmus auf der Seite des größeren Hämatoms

ausgeprägter zu sein pflegen. Eine eindeutige Beziehung zwischen EEG-Befund und Größe des Hämatoms hat sich sonst bisher nicht herstellen lassen.

Entsprechend der postoperativen Rückbildung der EEG-Befunde unterscheidet STEINMANN 3 Gruppen, Fälle mit rascher Normalisierung, Fälle mit länger bestehenden lokalen Abänderungen bei Abklingen der Allgemeinveränderungen und schließlich Fälle mit bleibenden Allgemeinveränderungen. Eine Beziehung zwischen diesen 3 Gruppen und dem klinischen Verlauf, insbesondere dem Ergebnis der Nachuntersuchungen bezüglich der Spätbeschwerden und der Arbeitseinsatzfähigkeit, konnten wir — möglicherweise bedingt durch ein zu starkes Zusammenschrumpfen der Zahlen — bisher nicht feststellen. Entsprechende vergleichende Längsschnittbeobachtungen von klinischen und hirnelektrischen Befunden haben wir auch im Schrifttum nicht gefunden.

Behandlung

Wie alle intrakraniellen raumbeengenden Blutungen müssen auch die chronischen subduralen Hämatome operativ entleert werden. Bei Patienten, die sich in schlechtem Allgemeinzustand befinden, besonders wenn der Kreislauf durch vorangegangene dehydrierende Therapieversuche beeinträchtigt und der Körper flüssigkeitsverarmt ist, beginnt man zweckmäßigerweise bereits während der Vorbereitung zur Operation bzw. schon im Zusammenhang mit der Angiographie mit *intravenöser Zufuhr von Flüssigkeit*. Atemstörungen sowohl mechanischer wie zentraler Art machen eine Intubationsnarkose erforderlich. Bei bewußtseinsgetrübten und unruhigen Patienten sollte man ohnehin immer in Narkose angiographieren und operieren. Wir haben in letzter Zeit die Hämatomentleerung nur noch ausnahmsweise, bei völlig bewußtseinsklaren, geordneten Patienten in örtlicher Betäubung vorgenommen.

Die *Ansichten über das zweckmäßigste operative Vorgehen* haben im Laufe der Zeit gewechselt. Zu Beginn der operativen Ära hatten TROTTER wie später auch PUTNAM und CUSHING groß osteoplastisch trepaniert. Aber schon TROTTER ging später zu kleineren Freilegungen über und bevorzugte die subtemporale osteoplastische Dekompression als Zugang. Schließlich wurde empfohlen, bei flüssigen Hämatomen nur noch ein Bohrloch (GARDNER) bzw. 2 Bohrlöcher anzulegen (FLEMING und JONES). In den letzten Jahren ist die primäre osteoplastische Freilegung von praktisch allen Neurochirurgen zugunsten einer Hämatomentleerung von 2 bzw. nur einem Bohrloch aus aufgegeben worden (BETTAG, GUIOT, LAZORTHES, KRAYENBÜHL und NOTO, NORDLIE u. a.). Die Lage der Bohrlöcher ist bei den einzelnen Autoren manchmal unterschiedlich; so bevorzugen zum Beispiel FRAZIER wie auch KRAYENBÜHL und NOTO je eines im rückwärtigen Frontal- und im Parietalbereich, während GUIOT die Lokalisation etwas tiefer wählt. Wir richten uns nach dem angiographischen Befund und legen über dem Maximum des Hämatoms — meist im unteren Parietalbereich — ein einzelnes Bohrloch an, das mit dem Luer etwas erweitert wird. Die Dura wird dann durch Kreuzschnitt eröffnet, die Hämatomkapsel, die bei den traumatischen Hämatomen immer leicht von der Dura zu trennen ist, inzidiert und der Hämatomsack mit einem weichen Katheter ausgesaugt. Auch die seltenen soliden Hämatome lassen sich von einem solchen Zugang aus mit Sauger und Faßzange entfernen. Vielerorts ist zusätzlich ein Ausspülen des Sackes mit physiologischer Kochsalzlösung gebräuchlich.

Bei den gekapselten chronischen subduralen Hämatomen legt sich das Hirn nach der Hämatomentleerung nur selten sofort der Schädelkalotte an. Meist bleibt zunächst zwischen Hirnoberfläche und Dura ein Spalt von ein oder mehreren Zentimetern Dicke. Um diesen Hohlraum, der sich oft wieder mit blutig-seröser Flüssigkeit, Liquor oder auch reinem Blut anfüllt, zu beseitigen, hat VINCENT versucht, das Hirn durch intraventrikuläre Flüssigkeitsinjektion zur Entfaltung zu bringen. Dies Vorgehen hat sich aber nicht bewährt, da eine schon vorbestehende Einklemmung im Tentoriumschlitz durch die supratentorielle Drucksteigerung verstärkt und damit der Zustand des Patienten entscheidend verschlechtert werden kann (LE BEAU und HOUDART, LAZORTHES). LALONDE und GARDNER haben deshalb vorgeschlagen, die Liquorräume durch *lumbale Flüssigkeitsinjektion* aufzufüllen. HOFFMANN empfahl die lumbale Injektion von Luft.

Ausreichend große Vergleichsserien, die es erlauben würden, sich ein sicheres Urteil über die Wirksamkeit dieser mechanischen Entfaltung des Gehirns zu bilden, haben wir im Schrifttum nicht gefunden. Das eigene Krankengut läßt, wie auf S. 35 beschrieben, beim Vergleich der Fälle mit und ohne lumbale Auffüllung, keine Verlaufsverbesserung durch diese Maßnahme erkennen.

Es ist zu diskutieren, ob nicht der Versuch, eine Formveränderung und Verlagerung des Gehirns, die sich unter der Einwirkung des Hämatoms allmählich im Verlauf von Wochen ausgebildet hat, durch lumbale Flüssigkeitsinjektion verhältnismäßig rasch rückgängig zu machen, mehr schadet als nützt. Wahrscheinlich ist es physiologischer, wenn sich das Hirn den durch die Hämatomentleerung veränderten Verhältnissen langsamer anpassen und seine ursprüngliche Form und Lage wieder zurückgewinnen kann.

Es ist zweckmäßig, die nach der Hämatomentleerung zunächst meist *verminderte Liquorproduktion* durch intravenöse Infusionen mit physiologischer Kochsalzlösung anzuregen. Die Wirksamkeit einer medikamentösen Steigerung der Liquorproduktion z. B. durch Coffein und Effetonin bzw. durch Histamin (HOLUB) ist umstritten. SUNDER-PLASSMANN, TÖNNIS und auch LENNARTZ und MÜLLER sahen Gutes von wiederholten Halsgrenzstranganästhesien. GERLACH empfahl die Anwendung von Hypophysenhinterlappenhormon. In den letzten Jahren sind auch ACTH und Cortison erfolgreich angewendet worden (DUPLAY, POSTEL und COROMINE). Die Untersuchungen von HEMMER machen es wahrscheinlich, daß Papaverinkörper, wie beispielsweise Eupaverin forte, beim Liquorunterdruck anderen Medikamenten überlegen sind.

Länger bestehender Liquorunterdruck mit Werten unter 60—80 mm Wassersäule hat eine erhebliche Störung der Hirnzirkulation zur Folge, so daß man sich mit Rücksicht darauf in solchen Fällen zur wiederholten lumbalen Auffüllung der Liquorräume mit physiologischer Kochsalzlösung entschließen sollte. Die Mitteilung von SEITZ, daß postoperativer Liquorunterdruck bei Fällen ohne Stauungspapille häufiger vorkomme als bei Patienten mit Stauungspapille, hat sich am eigenen Krankengut, übereinstimmend mit DRESSLER und ALBRECHT, nicht bestätigen lassen.

Der postoperative Unterdruck wird nach der einfachen Entleerung eines Hämatoms von einem Bohrloch aus häufiger gesehen, als nach osteoplastischer Freilegung und Exstirpation der Hämatomkapsel (BETTAG). Trotzdem wird man in der Regel versuchen, zunächst mit dem kleineren Eingriff auszukommen. Man muß dann allerdings damit rechnen, daß sich der Hämatomsack wieder mit blutig-seröser Flüssigkeit anfüllen kann, begünstigt durch fortbestehenden intrakraniellen Unterdruck und mangelnde Entfaltung des Gehirns. Klinisch entspricht dem ein Stillstand in der Rückbildung der Störungen, manchmal auch eine erneute Eintrübung des Bewußtseins. Nach Durchführung einer Kontrollangiographie kann die Flüssigkeit leicht mit stumpfer Kanüle abpunktiert werden. Kleinere Resthämatome resorbieren sich spontan. In den letzten Jahren ist es uns in jedem Fall gelungen, durch solche *Nachpunktionen* dieser Komplikation Herr zu werden. Sollte sich trotzdem der Hämatomsack immer wieder anfüllen, so kommt als Zweitoperation die *Exstirpation der Kapsel* von einer osteoplastischen Freilegung aus in Betracht, wie dies in letzter Zeit BETTAG beschrieben hat. Erforderlichenfalls wird man dann auch den bei der osteoplastischen Freilegung gebildeten Knochenlappen wieder entfernen, um auf diese Weise über die damit bewirkte Verkleinerung des Schädelinnenraumes ein Hämatomrezidiv zu vermeiden (UMBACH).

Mortalität

Ohne operative Behandlung führt das chronische subdurale Hämatom in der Regel zum Tod des Patienten. Fälle mit Spontanheilung kleinerer Hämatome sind zwar beschrieben, doch handelt es sich dabei meist um subakute und nicht um chronische gekapselte Hämatome (BORDI und PAPARO, WOLF und GERBERDING, weitere Literatur hierzu findet sich bei WOLF). Auf die Möglichkeit, daß ein chronisches Hämatom sich nicht weiter vergrößert,

Tabelle 12. *Mortalität bei chronischen subduralen Hämatomen*
(operierte Fälle des Schrifttums)

Autor	Zahl der Fälle	Mortalität
DAVINI u. TARTARINI	47	14%
GUARDJIAN u. WEBSTER	65	9%
HANKE	32	13%
KRAYENBÜHL u. NOTO	45	5%
LAUDIG, BROWDER u. WATSON	111	41%
LAZORTHES	36	14%
MUNRO	71	6%
NORDLIE	37	14%
POPPEN u. STRAIN	101	8%
TAARNHØJ	60	8%
eigenes Krankengut	44	7%

so daß sich ein neues intrakranielles Druckgleichgewicht einspielen kann — vgl. den Fall von DRESSLER und ALBRECHT — und auf das Vorkommen von verkalkten subduralen Hämatomen war schon auf S. 83 hingewiesen worden. Es handelt sich bei solchen Verläufen aber immer um seltene Ausnahmen, die deshalb nicht als Argument gegen die vitale Notwendigkeit der operativen Behandlung gewertet werden können, zumal bei vielen dieser nicht operierten Fälle schwere zerebrale Defektsyndrome entstanden sind.

Die Operationsmortalität liegt, wenn man von kleineren Serien und solchen aus der Anfangszeit der operativen Ära absieht, zwischen 5% und 14% (siehe Tab. 12). Nur die Serie von LAUDIG, BROWDER und WATSON fällt mit 41% aus dieser Größenordnung, ohne daß es uns möglich gewesen wäre, aus der Veröffentlichung zu ersehen, welche Faktoren für diese ungewöhnlich hohe Mortalität verantwortlich zu machen sind.

Katamnesen

Die Spätresultate der Behandlung werden von fast allen Autoren summarisch als günstig bezeichnet. Genauere Angaben über Nachuntersuchungsbefunde finden sich allerdings nur selten. Im Krankengut von KRAYENBÜHL und NOTO wurden von 43 Fällen 42 voll arbeitsfähig. Nur einer blieb infolge einer Parese in seiner Erwerbsfähigkeit eingeschränkt. MATEOS und DALY berichten über 73% vollständiger Heilung bei den Überlebenden. Im Krankengut von OKONEK wurden 50% der Patienten völlig beschwerdefrei. Eine Anzahl weiterer Patienten war trotz gewisser Restbeschwerden uneingeschränkt arbeitsfähig, so daß sich die Zahl der guten Ergebnisse auf 83% erhöht. Die Katamnesen der eigenen Fälle zeigten ähnliche Verhältnisse. Drei Fünftel aller katamnestisch erfaßten Patienten waren uneingeschränkt arbeitsfähig. 2 Patienten blieben arbeitsunfähig. Wenn man berücksichtigt, daß DRESSLER und ALBRECHT bei enzephalographischen Kontrollen nach der Hämatomentleerung fast regelmäßig diffuse Ventrikelerweiterungen gefunden hatten und sich vergegenwärtigt, in welch dekompensiertem Zustand manche Patienten erst zur operativen Behandlung eingewiesen werden, nimmt es nicht wunder, daß bei einigen dieser Fälle nicht voll ausgleichbare Dauerschäden des Gehirns eingetreten sind, wie sie u. a. von COURVILLE und AMYES anatomisch nachgewiesen werden konnten. Nur die Frühdiagnose des subduralen Hämatoms wird das Ergebnis hinsichtlich Mortalität und Arbeitsfähigkeit weiter verbessern können.

3. Subarachnoidale Hämatome

Umschriebene subarachnoidale, raumbeengend wirkende Blutansammlungen, denen mit Recht die Bezeichnung Hämatom zukäme, scheinen extrem selten vorzukommen. In der Regel verteilt sich das Blut über die Liquorräume und verursacht das Bild der Arachnoidalblutung, wie es von den Patienten mit Aneurysmaoder Angiomblutung her bekannt ist. Operatives Eingreifen verlangen diese Blutungen nicht. Die Therapie muß darauf ausgerichtet sein, ein Entgleisen der vegetativen Regulation, vor allem die häufig auftretende Temperatursteigerung, abzufangen und die oft unruhigen Patienten medikamentös zu dämpfen (siehe das Kapitel über die anfängliche Allgemeinbehandlung S. 127ff.). Patienten mit massiver, traumatisch verursachter Arachnoidalblutung aus den großen Gefäßen dürften nur ausnahmsweise so frühzeitig eine Spezialklinik erreichen, daß Diagnose und Behandlung noch möglich wären.

Umschriebene subarachnoidale Hämatome sollen nach Lazorthes gelegentlich im Bereich der Fissura Sylvii, an der Basis oder im Interhemisphärenspalt auftreten. Kasuistische Darstellungen entsprechender Fälle haben wir nicht gefunden. Es kann erwartet werden, daß die Symptomatologie derjenigen von ähnlich gelagerten subduralen oder intrazerebralen Hämatomen entspricht, so daß die Diagnose nur nachträglich bei der Operation gestellt werden kann. Auf die Möglichkeit einer „Tamponade" des Hirnstammes durch eine Blutung in die basalen Zisternen hat Tönnis hingewiesen. In solchen Fällen kann eine Entlastungsfreilegung der hinteren Schädelgrube als Behandlungsversuch gerechtfertigt sein.

4. Intrazerebrale Hämatome

Wie bereits auf S. 38 ausgeführt, sollen in dieser Arbeit nur die wirklich raumbeengenden intrazerebralen Hämatome eindeutig traumatischer Genese dargestellt werden, während kleinere Blutaustritte, wie sie bei kontusionellen Hirnschädigungen die Regel sind, sowie die Duret-Bernerschen Blutungen, deren traumatische Genese umstritten ist und die ebenfalls nicht als raumbeengender Faktor wirksam werden, unberücksichtigt bleiben. Auch die sogenannte Bollingersche Spätapoplexie soll nicht Gegenstand unserer Besprechung sein, gibt es doch in dem umfangreichen Schrifttum zu diesem Thema[1] nur ganz vereinzelte Fälle, bei denen ernsthaft ein ursächlicher Zusammenhang zwischen dem angeschuldigten Trauma und der Monate oder gar Jahre später eingetretenen Hirnblutung diskutiert werden kann. Zwar kommen innerhalb der ersten Tage bis Wochen anscheinend vaskulär bedingte Spätschäden des Gehirns vor, doch handelt es sich dabei — siehe Loew 1950 und 1952 — nicht um raumbeengende Blutungen.

Als einzige Ursache traumatischer Spätblutungen bleibt lediglich die Ruptur eines durch eine Verletzung entstandenen intrakraniellen Aneurysmas. Aber auch dabei handelt es sich um ein extrem seltenes Geschehen, da die weit überwiegende Mehrzahl aller Hirngefäßaneurysmen auf dem Boden anlagebedingter Gefäßwandveränderungen entstehen. Nur vereinzelt sind im Schrifttum eindeutig traumatische Wandschäden von Hirnbasisarterien beschrieben worden, die nicht auf direkter Verletzung durch Knochenfragmente beruhen (Brass). Es ist im Einzelfall allerdings nur ausnahmsweise möglich, die traumatische Verursachung eines solchen Aneurysmas wahrscheinlich zu machen.

---

[1] Neuere Schrifttumsübersichten finden sich bei Bay und bei Dotzauer und Bonhoff.

Da sich eine Blutung aus einem traumatischen Aneurysma nicht von der Ruptur eines anlagebedingten Aneurysmas unterscheidet, soll auch dieser Sonderfall einer traumatischen Spätblutung aus dem Kreis unserer Betrachtungen herausgelassen werden. Wir werden im folgenden deshalb nur diejenigen intrazerebralen Hämatome darstellen, die unmittelbar durch eine Gewalteinwirkung verursacht, akut oder subakut bis chronisch als raumbeengender Faktor in Erscheinung treten und chirurgisches Eingreifen erfordern.

Häufigkeit

Über die Häufigkeit des Vorkommens intrazerebraler Hämatome nach Schädelverletzungen liegen im Schrifttum kaum Angaben vor. Im Krankengut von LIN, COOK und BROWDER fanden sich unter 46 574 Schädelhirnverletzten 153 raumbeengende intrazerebrale Hämatome, entsprechend einer Häufigkeit von 0,35%. ALAYZA ESCARDÒ u. Mitarb. hatten unter ihren 976 Schädelverletzten 3% intrazerebrale Hämatome. Die entsprechenden Zahlen des eigenen Krankengutes — 1182 stationär behandelte frische Schädel-Hirn-Verletzungen mit 22 intrazerebralen Hämatomen — ergeben eine Häufigkeit von 2%. Weitere verwertbare Schrifttumsangaben zur Frage der Häufigkeit haben wir nicht gefunden. So kann die Mitteilung von COURVILLE und BLOMQUIST deshalb nicht zum Vergleich herangezogen werden, weil es sich ausschließlich um ein Sektionsmaterial handelt und außerdem bei vielen seiner Fälle der ursächliche Zusammenhang mit dem oft Jahre zurückliegenden Trauma als unwahrscheinlich abgelehnt werden muß. McLAURIN und McBRIDE berichteten nur über die Überlebenden ihrer operierten Fälle mit intrazerebralem Hämatom. BROWDER und TURNEY teilten nicht mit, auf welche Gesamtzahl von Schädelverletzten sich ihre Serie von 29 Fällen bezieht, ganz abgesehen davon, daß diese Serie viele Fälle umfaßt, bei denen gleichzeitig zusätzlich ein subdurales oder epidurales Hämatom aufgetreten war (kombinierte Hämatome). Alle weiteren Mitteilungen beschränken sich auf kasuistische Darstellungen von Einzelfällen und geben einen mehr allgemein gehaltenen Überblick.

Unterteilung nach den Verlaufsformen

Eine Unterteilung in akute, subakute und chronische Verlaufsformen findet sich nur bei einigen Autoren. LAZORTHES wies bereits auf die Abhängigkeit der Prognose vom Verlaufstyp hin und führte aus, daß die akuten intrazerebralen Hämatome rasch zum Tode führen, während manche der subakuten Fälle stationär bleiben und auch ohne Operation in ein chronisches Defektstadium übergehen können. Am eigenen Krankengut ließ sich die Beziehung zwischen Verlaufsform und Prognose auch zahlenmäßig belegen. Von den 11 akuten Fällen, bei denen die Hämatomsymptomatologie bereits innerhalb der ersten 12 Stunden manifest wurde, konnte nur einer durch die Operation gerettet werden, während von den 11 subakuten Fällen 5 überlebten.

Lebensalter und Geschlecht

Bei den meisten Fällen des Schrifttums wie auch des eigenen Krankengutes handelte es sich um erwachsene Patienten männlichen Geschlechtes. Das überschaubare Material reicht nicht aus, um die Frage zu beantworten, ob über die unterschiedliche Unfallexposition hinaus alters- und geschlechtsgebundene Faktoren die Entstehung eines traumatischen intrazerebralen Hämatoms begünstigen. Es läßt sich nicht einmal zuverlässig zahlenmäßig belegen, obwohl dies von vornherein als wahrscheinlich unterstellt werden kann, daß höheres Lebensalter die Prognose ungünstig beeinflußt.

Lokalisation

Am häufigsten scheinen sich die intrazerebralen Hämatome im Temporalbereich zu finden (BROWDER und TURNEY, McLAURIN und McBRIDE). Nur LIN u. Mitarb. berichteten über eine gleiche Häufigkeit frontaler und temporaler Lokalisation. Im eigenen Krankengut lagen von den 22 Fällen 20 im Temporallappen und 2 im Frontallappen. Es muß aber auch mit der Möglichkeit parietaler, occipitaler und cerebellarer intrazerebraler Hämatome gerechnet werden (ALAYZA ESCARDÒ u. Mitarb., LIN u. Mitarb.), gelegentlich sogar mit dem gleichzeitigen Vorkommen von solchen der hinteren Schädelgrube und des Großhirns (SCHNEIDER, LEMMEN und BAGCHI) sowie von doppelseitig supratentoriell gelegenen Blutungen (ALAYZA ESCARDO, BROWDER und TURNEY).

Klinische Symptomatologie

Da die intrazerebralen Hämatome in der Regel ihren Ausgang von mehr oder weniger ausgedehnten Hirngewebszertrümmerungen nehmen, wird ein ausgesprochen *„freies Intervall" praktisch nicht* gesehen. Bei den akuten Fällen überdauert die primäre Bewußtseinsstörung in der Regel die Zeit bis zum Auftreten der ersten hämatombedingten Ausfälle. Bei den subakuten bleibt der Zustand nach anfänglicher Besserung stationär oder verschlechtert sich erneut. *Paresen* fehlen nur selten (ALAYZA ESCARDÒ, GRANT und

AUSTIN, MCLAURIN und MCBRIDE), es sei denn, daß sie bei den akuten Fällen wie im eigenen Krankengut wegen Reaktionslosigkeit des Patienten nicht nachweisbar sind. Allgemeine oder halbseitige *Tonussteigerung mit Streckkrämpfen* werden bei den akuten Fällen oft gesehen. Bei den subakuten scheinen generalisierte und fokale *Krampfanfälle* häufiger vorzukommen als bei den epiduralen und subduralen Hämatomen (ALAYZA ESCARDÒ: 4mal bei 26 Fällen; GRANT und AUSTIN: 1mal bei 5 Fällen; MCLAURIN und MCBRIDE: 2mal bei 16 Fällen; im eigenen Krankengut allerdings keine Fälle mit Krampfanfällen, auch nicht bei den akuten intrazerebralen Hämatomen). Die Häufigkeit von *Pupillenstörungen* wird im Schrifttum mit 20% (ALAYZA ESCARDÒ, MCLAURIN und MCBRIDE) niedriger angegeben, als wir sie im eigenen Krankengut gefunden hatten (45%). Die Seite der Pupillenerweiterung stimmt häufig nicht mit der Seite des Hämatoms überein.

Stauungspapillen treten, wie schon LAZORTHES ausgeführt hat, nur selten auf. Er erhob diesen Befund nur einem seiner 6 Fälle. Im eigenen Krankengut war es einer bei 22 Fällen. Die übrigen Berichte des Schrifttums gehen, soweit es sich nicht um die Schilderung von Einzelfällen handelt, die keine Aussage über die Häufigkeit zulassen (DE JONG: 1 Fall von 2 intrazerebralen Hämatomen), auf diesen Punkt nicht näher ein.

Eine Sonderstellung hinsichtlich der klinischen Symptomatologie nehmen die seltenen *traumatischen intrazerebellaren Hämatome* ein. Dem Bericht von SCHNEIDER, LEMMEN und BAGCHI folgend, können zerebellare Herdsymptome vollständig fehlen. Nur bei einem der beschriebenen 4 Fälle wies eine halbseitige Ataxie auf die Lokalisation im Kleinhirn hin. Bei den übrigen war es der Befund einer suboccipitalen Frakturlinie, der unter dem Verdacht eines epiduralen Hämatoms Anlaß zur Freilegung der hinteren Schädelgrube gab. LIN u. Mitarb. wiesen außerdem auf das Vorkommen von Opisthotonus hin. Eine präoperative Unterscheidung von epiduralem Hämatom der hinteren Schädelgrube und intrazerebellarem Hämatom scheint nach der Symptomatologie der bisher beschriebenen Fälle nicht möglich. Wichtig ist vor allem, daß überhaupt an ein Hämatom der hinteren Schädelgrube gedacht wird, vor allem dann, wenn eine Frakturlinie in diesem Bereich nachweisbar ist.

Röntgenaufnahmen des Schädels

Schädelfrakturen sind sehr häufig. Die Zahlenangaben liegen übereinstimmend mit den eigenen Beobachtungen um 90% (BROWDER und TURNEY), wobei fast die Hälfte der Frakturlinien kontra-

lateral zum Hämatom gefunden wurde oder zumindest mit dessen
näherer Lokalisation nicht übereinstimmte.

Karotisangiographie

Die klinische Symptomatologie der intrazerebralen Hämatome
ist von Fall zu Fall sehr unterschiedlich und erlaubt, wie in den
vorangegangenen Abschnitten gezeigt, meist weder eine sichere Art-
noch Lokalisationsdiagnose. Das EEG vermag allenfalls eine umschriebene Hirnschädigung anzuzeigen, ohne die Unterscheidung
von Kontusion und intrazerebralem Hämatom zu geben. Wich-
tigste diagnostische Hilfe ist deshalb die Karotisangiographie, die
bei den supratentoriell gelegenen intrazerebralen Hämatomen in
der Regel zur richtigen Diagnose führt. Nur bei den außerordentlich seltenen intrazerebellaren Hämatomen muß auch diese Methode
versagen.

Berichte über angiographische Befunde bei traumatischen intrazerebralen Hämatomen liegen nur wenige vor (FRIEDMANN, SCHMIDT-
WITTKAMP und WALTER, KRAYENBÜHL und RICHTER, KRISTIAN-
SEN, LAZORTHES). Der angiographische Befund entspricht dem
eines gefäßfreien raumbeengenden Prozesses der entsprechenden
Hirnregion, wobei, wie KRAYENBÜHL und RICHTER gezeigt haben,
in seltenen Fällen der Austritt von Kontrastmittel aus einem unter-
brochenen Gefäß die Artdiagnose sichern kann. Für die *im Temporallappen* gelegenen Hämatome konnten FRIEDMANN, SCHMIDT-
WITTKAMP und WALTER am eigenen Krankengut 2 verschiedene
Formen der Verlagerung der A. cerebri media nachweisen. Eine
mehr bogenförmige Anhebung fand sich überwiegend bei ausgedehnten blutigen Zertrümmerungen des Temporallappens, während den umschriebenen Hämatomen ohne ausgedehntere Kon-
tusionierung häufiger ein winkeliger Verlauf entsprach (Einzelheiten siehe S. 41 und 42).

Bei *frontaler Lokalisation* war eine sichere Unterscheidung zwischen epiduralem und intrazerebralem Hämatom nicht möglich.
Über das Gefäßbild bei *occipitaler Lokalisation* fehlen bisher Erfahrungen. Man kann erwarten, daß auch hier die Unterscheidung
vom epiduralen Hämatom auf Schwierigkeiten stoßen wird.

Unabhängig von der Lage des Prozesses kann die Abgrenzung
eines kleineren intrazerebralen Hämatoms von posttraumatischem Hirnödem, allein auf Grund des Angiogramms, mitunter
unmöglich sein. In solchen Fällen wird man sich bezüglich der
Operationsindikation vom klinischen Gesamtbild leiten lassen
müssen.

Luftfüllung der Liquorräume

Vor allgemeiner Anwendung der Karotisangiographie war es meist die Ventrikulographie, die zum Nachweis des Hämatoms verholfen hatte. Die beschriebenen Hirnkammerverlagerungen entsprachen denen, wie sie bei raumbeengenden Prozessen der entsprechenden Lokalisation zu erwarten waren. BROWDER und TURNEY sowie MCLAURIN und MCBRIDE hatten als artdiagnostisch beweisend Fälle beschrieben, bei denen Luft in die Hämatomhöhle gelangt war. Wenn dies, wie meist, nicht der Fall ist, kann die Unterscheidung zwischen Hämatom und Ödem lediglich auf Grund des Ventrikulogramms unter Umständen unmöglich sein, so daß — wie wir dies weiter oben schon in Zusammenhang mit der Angiographie ausgeführt hatten — der klinische Verlauf die Differentialdiagnose entscheidet, sofern nicht ein bedrohliches Krankheitsbild eine sofortige Klärung durch Probefreilegung verlangt. Bei chronischen intrazerebralen Hämatomen kann die ventrikulographische Unterscheidung von einem Tumor auf Schwierigkeiten stoßen.

Elektrenzephalographische Befunde

Schrifttumsangaben über *EEG-Befunde* bei traumatischen intrazerebralen Hämatomen sind ausgesprochen selten. Bei den akuten und subakuten Fällen scheint es nicht möglich zu sein, mit Hilfe des EEGs eine kontusionelle Hirnschädigung von einem intrazerebralen Hämatom zu unterscheiden. Allerdings kann ein elektrenzephalographischer Seitenhinweis von Bedeutung sein, wenn man bei unklarer klinischer Lokalisation vor der Frage steht, auf welcher Seite die dann immer erforderliche Karotisangiographie zuerst ausgeführt werden soll.

Behandlung

Wie bei allen raumbeengenden intrakraniellen Blutungen ist auch bei den intrazerebralen Hämatomen die Entleerung anzustreben. Über die Art, wie dies am zweckmäßigsten und schonendsten erreicht wird, gehen die Ansichten der verschiedenen Autoren zum Teil auseinander. LAZORTHES hat empfohlen, von Bohrlöchern aus das Hämatom durch Punktion zu entleeren und die Hämatomhöhle zu spülen. Nur wenn es im weiteren Verlauf zu erneuter Verschlechterung komme, solle man in 2. Sitzung die Blutung von einer großen Freilegung aus entleeren. Ähnlich sind auch ALAYZA ESCARDÒ u. Mitarb. vorgegangen. MCLAURIN und MCBRIDE haben ebenfalls die osteoklastische Freilegung von einem Bohrloch aus bevorzugt. Sie haben jedoch eindringlich von der blinden Hämatomentleerung durch Punktion abgeraten und empfohlen, die Blutung von einer Rindeninzision aus unter Sicht auszuräumen. GRANT und AUSTIN haben als Zugang häufiger den osteoplastischen Lappen gewählt. Im eigenen Krankengut hatten die Fälle, die von einem osteoplastischen Lappen aus operiert worden waren, einen günstigeren Verlauf als diejenigen, bei denen nur der kleinere Zugang des mit dem Luer erweiterten Bohrloches gewählt worden war. Wir haben den Eindruck, daß der größere Zugang dank besserer Übersicht ein schonenderes Operieren und eine zuverlässigere Blutstillung ermöglicht und deshalb bevorzugt werden sollte. Erreicht die Blutungs- und Trümmerhöhle nicht die Hirnoberfläche, so ist eine Entleerung unter Sicht von einer kleinen Rindeninzision aus dem Abpunktieren vorzuziehen, da nur auf diese Weise auch feste Koagula entfernt werden können und eine sichere Blutstillung gewährleistet ist.

Auf die Notwendigkeit präoperativer Schockbekämpfung und Sicherung der Sauerstoffzufuhr ist auch an dieser Stelle wieder eindringlich hinzuweisen.

Mortalität

Ohne Operation kommen die meisten Fälle mit wirklich raumbeengendem Hämatom ad exitum. Der Übergang in ein chronisches Defektstadium (LAZORTHES) vollzieht sich wahrscheinlich nur bei kleineren venösen Blutungen, wenn die kontusionelle Schädigung gegenüber der eigentlichen Blutung überwiegt. Verursacht das Hämatom eine fortschreitende intrakranielle Drucksteigerung, so ist die Operation die einzige Therapie, die gewisse Aussichten bietet, den Patienten zu retten.

Die Operationsmortalität liegt im Mittel über 50% (ALAYZA ESCARDÒ 50%, BROWDER und TURNEY 72%, eigenes Krankengut 68%). Sie ist abhängig davon, ob es sich um akute Fälle mit rasch auftretender und fortschreitender Symptomatologie handelt (Mortalität bei den akuten Fällen des eigenen Krankengutes 91%, bei den subakuten 46%) oder ob das Hämatom dem subakuten Verlaufstyp angehört.

Katamnesen

Über das spätere Schicksal der Patienten sind nur ausnahmsweise Angaben gemacht worden. ALAYZA ESCARDÒ u. Mitarb. teilten mit, daß von 13 überlebenden Patienten 4 vollständig und 6 teilweise geheilt wurden, während 3 arbeitsunfähig blieben. UGELLI und CHIASSERINI berichteten über 9 Besserungen bei 13 Fällen. Von den eigenen 7 überlebenden Patienten konnten nur 3 katamnestisch erfaßt werden. Alle 3 waren wieder beschränkt arbeitsfähig geworden. Gröbere neurologische Ausfälle hatten sich zurückgebildet, so daß Kopfschmerzen und in einem Fall ein psychisches Defektsyndrom im Vordergrund des klinischen Bildes standen.

5. Kombinierte Hämatome

Sie sind im Schrifttum nur ausnahmsweise als eigene Gruppe zusammengefaßt worden (LAZORTHES; LINDGREN). Außerdem gibt es einige wenige kasuistische Einzeldarstellungen (HOLUB, MATTEI und PAILLAS, SCHNEIDER, LEMMEN und BAGCHI). Weiteres findet man darüber nur, wenn man die Arbeiten über epidurale, subdurale oder intrazerebrale Hämatome speziell auf derartige Fälle durchsieht (GOINARD und DESCUNS, McLAURIN und McBRIDE, VORIS).

Häufigkeit

Da im Schrifttum, wie oben gezeigt, nur Einzelfälle veröffentlicht wurden, sind Aussagen über die *Häufigkeit* unmöglich. Immerhin kann an Hand einiger Zahlenverhältnisse gezeigt werden, daß das gleichzeitige Vorkommen mehrerer verschiedener Hämatomformen nicht allzu selten ist. Man muß klinisch durchaus mit einer solchen Möglichkeit rechnen. McLAURIN und McBRIDE sahen unter 16 intrazerebralen Hämatomen 7mal die Kombination mit einem subduralen Hämatom, wobei dieses in 2 Fällen sogar doppelseitig aufgetreten war; außerdem war einmal ein epidurales und in einem weiteren Fall sowohl ein epidurales wie auch ein subdurales mit einem intrazerebralen Hämatom vergesellschaftet. GOINARD und DESCUNS fanden unter 34 epiduralen Hämatomen 7mal kombinierte Blutungen. Bei VORIS waren von 22 epiduralen 4 gleichzeitig mit einem subduralen Hämatom verbunden. LINDGREN berichtete über 5 Fälle der Kombination von epiduralem und subduralem Hämatom.

Möglichkeiten der Erkennung

Sowohl die Fälle des Schrifttums wie die des eigenen Krankengutes unterschieden sich hinsichtlich des klinischen Bildes in nichts von den einfachen Hämatomen des gleichen Verlaufstypus. Es scheint keine Möglichkeit zu bestehen, das gleichzeitige Vorhandensein mehrerer Hämatome aus Befund oder präoperativem Verlauf vorherzusagen. Das Schrifttum bietet mit Ausnahmen der Arbeit von SCHNEIDER, LEMMEN und BAGCHI auch keine Hinweise auf spezielle elektrenzephalographische, angiographische oder ventrikulographische Befunde. Im eigenen Krankengut konnte die Kombination von subduralem und intrazerebralem Hämatom daran erkannt werden, daß sowohl eine Abdrängung der Gefäße von der Kalotte, entsprechend der subduralen Blutansammlung, wie auch eine Anhebung der Mediagruppe als Zeichen des intrazerebralen temporalen raumbeengenden Prozesses zu sehen waren. Die Kombination von epiduralem und subduralem Hämatom hatte sich dagegen dem angiographischen Nachweis entzogen. Sie wurde erst bei der Operation erkannt.

Der Verdacht auf eine zweite kontralateral gelegene raumbeengende Blutung ist immer dann gegeben, wenn im Angiogramm die A. cerebri anterior nicht bzw. nicht wesentlich aus der Mittellinie verlagert ist, obwohl auf der angiographierten Seite ein Hämatom nachgewiesen wird. An eine zusätzliche Blutansammlung im Bereich der hinteren Schädelgrube muß ferner gedacht werden, wenn sich dort eine Frakturlinie nachweisen läßt. Schließlich kann der Operationsbefund auf die Möglichkeit des zweiten Hämatoms hinweisen, sei es, daß nach Entleerung eines epiduralen Hämatoms die Dura infolge subduraler Blutansammlung blau durchschimmert, sei es, daß trotz Entleerung eines Hämatoms der intrakranielle Druck nicht entsprechend absinkt bzw. das Hirn beginnt, sich erneut in die Trepanationslücke vorzuwölben.

Behandlung

Sie folgt den Prinzipien, wie sie bei Besprechung der einfachen Hämatomformen dargelegt worden sind, wobei man sich den Besonderheiten des Einzelfalles anpassen muß. Wegen der Vielzahl der Kombinationsmöglichkeiten kann ein festes Operationsschema nicht gegeben werden.

Ergebnisse

Sie sind nicht so ungünstig, wie man zunächst anzunehmen geneigt sein könnte. Von den 4 Fällen von SCHNEIDER, LEMMEN und BAGCHI konnten 3 gerettet werden. Davon seien 2 wieder „normale Individuen" geworden. Die Fälle von MCLAURIN und MCBRIDE haben alle überlebt. Allerdings hatten diese Autoren ausschließlich über die nicht gestorbenen Patienten berichtet. Auch mehrere Einzelfälle des Schrifttums konnten gerettet werden. Von den 5 Fällen von LINDGREN überlebte allerdings nur einer. Die eigenen Ergebnisse — 5 Überlebende von 9 Fällen — entsprechen den Verhältnissen des Schrifttums.

IV. Diagnose und Differentialdiagnose der traumatischen intrakraniellen Hämatome

Der klinische Verdacht auf ein traumatisches intrakranielles Hämatom löst eine Reihe von differentialdiagnostischen Überlegungen aus. An erster Stelle steht verständlicherweise die Frage, ob die Symptomatologie tatsächlich durch ein Hämatom verursacht wird oder ob sie Ausdruck anders begründeter zerebraler Schädigungen ist. Es gibt nämlich kein neurologisches Ausfallsbild, welches ohne weiteres beweisend für ein Hämatom wäre; alle zerebralen Symptome sind grundsätzlich unspezifisch und können verschieden begründete Funktionsstörungen zur Ursache haben.

Ist ein Hämatom nachgewiesen, so folgen die Fragen nach dessen Art und Lokalisation.

Der Aufbau des Kapitels über die Differentialdiagnose ist in Anlehnung an diesen Gedankengang gegliedert worden. Zunächst werden zusammenfassend die klinischen Syndrome beschrieben, die den Verdacht auf ein Hämatom lenken müssen. Es folgt eine Besprechung der möglichen anderen Ursachen ähnlicher Krankheitsbilder und ihrer Abgrenzung von den Hämatomen. Schließlich werden die Möglichkeiten einer Art- und Lokalisationsdiagnose der Hämatome selbst dargestellt.

1. Beschreibung der klinischen Syndrome, die den Verdacht auf ein traumatisches intrakranielles Hämatom lenken müssen

Die Symptomatologie und auch, wie später gezeigt wird, der Kreis der differentialdiagnostischen Überlegungen werden wesentlich davon geprägt, in welchem zeitlichen Abstand vom Trauma das Hämatom als raumbeengender Prozeß in Erscheinung tritt, ob während der akuten, subakuten oder chronischen Phase (Tönnis). Der Zeitfaktor kann deshalb die Beschreibung der vorkommenden klinischen Bilder gliedern.

Die Syndrome des akuten Stadiums

Manifestiert sich ein Hämatom bereits während der ersten Stunden, so kommt es verhältnismäßig häufig vor, daß eine primär verletzungsbedingte Bewußtlosigkeit noch nicht abgeklungen war. Ist der Patient noch tief bewußtlos und ohne Reaktion auf Schmerzreize, so weist oft eine sekundär aufgetretene Anisokorie als Erstsymptom auf die Komplikation hin. Sonstige neurologische Herdzeichen sind unter den geschilderten Voraussetzungen (tiefe Bewußtlosigkeit) in der Regel nicht faßbar, abgesehen von ein- oder beidseitigen Tonussteigerungen mit Streckkrämpfen. Auch wenn keine Anisokorie aufgetreten ist, muß bei bewußtlosen Patienten das Hinzutreten von Streckkrämpfen an die Möglichkeit eines Hämatoms denken lassen. Ist die Bewußtlosigkeit weniger tief, so steht die Reaktionslage als zusätzlicher Indikator zur Verfügung. In solchen Fällen sind Vertiefung der Bewußtlosigkeit mit Rückgang der Spontanbewegungen und Abnahme der Schmerzreaktion auch dann alarmierende Zeichen, wenn neurologische Herdsymptome und Pupillenstörungen fehlen.

War die primäre Bewußtlosigkeit bereits abgeklungen oder hatte sie überhaupt gefehlt, so kann ein Hämatom als Erstsymptom sowohl eine sekundäre Bewußtseinstrübung wie auch eine Pupillendifferenz, seltener andere neurologische Herdzeichen, hervorrufen. Die übrigen genannten Ausfälle können im weiteren Verlauf bald oder auch erst einige Zeit später folgen, müssen es aber nicht. Allerdings bleibt das Hinzutreten einer Bewußtseinsstörung kaum je aus. Sind die Erstsymptome übersehen worden, so künden bedrohliche Störungen von Atmung und Kreislauf den bevorstehenden Zusammenbruch auch der vegetativen Lebensfunktionen an.

Als eigenes klinisches Bild, das sowohl schon während der akuten Phase als häufiger auch erst zu späterem Zeitpunkt vorkommen kann, sei auf die Kombination von Nacken-Hinterkopf-Schmerzen, Nackensteifigkeit und manchmal auch Opisthotonus hingewiesen. Läßt sich zusätzlich röntgenologisch eine Frakturlinie im Bereich der Hinterhauptschuppe nachweisen (Spezialaufnahmen sind erforderlich!), so ist ein Hämatom der hinteren Schädelgrube so wahrscheinlich, daß eine sofortige Freilegung angezeigt ist. Das Hinzutreten zerebellärer Ausfälle ist nicht obligat. Gröbere Bewußtseins- und Atemstörungen können nach anfänglichem Fehlen ganz plötzlich und massiv auftreten und dann so rasch den Tod herbeiführen, daß jede Therapie zu spät kommt. Aus diesem Grunde ist es bei derartigen Fällen ganz besonders wichtig, schon den Beginn der Symptomatologie zu erkennen und richtig zu deuten.

Die Syndrome des subakuten Stadiums

Mit größerem zeitlichen Abstand vom Trauma können die gleichen Syndrome gefunden werden wie in der Anfangszeit nach der Verletzung. Bei noch andauernder primärer Bewußtlosigkeit muß also in gleicher Weise jede Verschlechterung der Reaktionslage, sei es allein oder in Verbindung mit dem Auftreten von Pupillenstörungen und anderen neurologischen Herdzeichen, an ein Hämatom denken lassen und entsprechende diagnostische Maßnahmen auslösen. War die primäre Bewußtlosigkeit bereits abgeklungen oder hatte überhaupt gefehlt, so ist jede sekundäre Eintrübung des Bewußtseins hämatomverdächtig, unabhängig davon, ob irgendwelche sonstigen neurologischen Ausfälle hinzutreten oder nicht. Es kommt auch vor, daß neue oder sich verstärkende zerebrale Funktionsstörungen einer Beeinträchtigung der Bewußtseinslage vorausgehen oder, allerdings selten, sogar in eine Phase sich zunächst noch aufhellender primärer Bewußtseinsstörung fallen und damit auf das sich entwickelnde Hämatom hinweisen. Über diese auch während der akuten Phase vorkommenden Syndrome hinaus müssen bei größerem zeitlichen Abstand vom Trauma 2 weitere klinische Bilder an die Möglichkeit eines Hämatoms denken lassen. Wenn initiale Bewußtseinsstörung und neurologische Ausfälle zwar nicht zunehmen, aber selbst nach Tagen keinerlei Rückbildungstendenz erkennen lassen, besteht die Möglichkeit, daß ein neben der primären Hirnschädigung bestehendes Hämatom, auch wenn es nicht weiter progredient ist, die Rückbildung der Ausfälle hemmt. Die Entleerung eines solchen „Begleithämatoms" ist dann die Voraussetzung für einen Rückgang der Symptomatik.

Das andere Syndrom ist zunächst nur gekennzeichnet durch sich verstärkende subjektive Beschwerden. In solchen Fällen können leichte psychische Veränderungen, eine Stauungspapille oder auch zunehmende elektrenzephalograpische Normabweichungen als erste objektivierbare Zeichen allen anderen Symptomen vorausgehen. Insgesamt gilt die Faustregel, daß die Symptomatik mit zunehmendem zeitlichen Abstand vom Trauma diskreter beginnt und zunächst weniger dramatisch fortschreitet als bei den akuten Hämatomen. Werden allerdings die Anfangszeichen nicht beachtet, so gerät der Patient aus dem kompensierten in das Stadium des dekompensierten Hirndruckes, wo dann die zerebralen Störungen rasch fortschreiten und der tödliche Zusammenbruch der vitalen Funktionen außerordentlich schnell eintreten kann.

Die Syndrome des chronischen Stadiums

Die chronischen Hämatome rufen als Erstsymptom in der Regel Kopfschmerzen hervor. Dabei gehen die üblichen posttraumatischen Kopfschmerzen der Anfangszeit oft unmerklich in die Beschwerden über, die der zunehmende intrakranielle Druck bedingt. Ein wirklich beschwerdefreies Intervall ist seltener. Die Kopfschmerzen können über längere Zeit zunächst das einzige Zeichen des sich entwickelnden Hämatoms bleiben. Bei oft schwankender

Intensität ist insgesamt ein allmähliches Stärkerwerden die Regel. Elektrenzephalographische Längsschnittuntersuchungen würden es zwar meist schon zu diesem Zeitpunkt ermöglichen, die Befundverschlechterung zu objektivieren und den Verdacht auf die Komplikation zu lenken, doch bedarf es leider häufig des Hinzutretens weiterer klinischer Symptome, um die Aufmerksamkeit von Patient und Arzt zu wecken. Häufigstes Zweitsymptom sind psychische Störungen, von denen allerdings die leichteren, reversiblen Veränderungen (Durchgangssyndrom nach WIECK) ebenfalls oft zunächst nicht genügend beachtet werden. So wirken bedauerlicherweise gar nicht selten erst deutliche Bewußtseinstrübungen als Alarmsignal. Ähnlich wie die subjektiven Beschwerden können auch die psychischen Veränderungen über längere Zeit wechselnd ausgeprägt sein. Das Hinzutreten von Pupillenstörungen und Stauungspapille ist nur bei etwa der Hälfte der Patienten zu erwarten. Auch neurologische Halbseitenzeichen sind nicht konstant. Sie fehlen bei rund 25% aller Patienten mit chronischem subduralen Hämatom. Man darf also auch bei den chronischen Hämatomen keinesfalls die Diagnose vom Auftreten solcher Symptome abhängig machen. Insgesamt gilt, daß sie proteusartig unter den Bildern der verschiedensten neurologischen Erkrankungen in Erscheinung zu treten vermögen.

Rückblick auf die Symptomatologie der traumatischen Hämatome des Schädelinneren

Bei zusammenfassender Betrachtung läßt sich, trotz großer Mannigfaltigkeit, ein gemeinsames Kriterium erkennen, das Neuauftreten von zerebralen Funktionsstörungen. Dabei scheinen psychische Veränderungen als besonders empfindlicher Indikator den übrigen Ausfällen häufig vorauszugehen. Bei den akuten und subakuten Hämatomen sind dies in der Regel Bewußtseinsstörungen. Leichtere psychische Symptome werden hier wegen des geringen zeitlichen Abstandes vom Trauma oft von primär verletzungsbedingten Störungen überdeckt. Im chronischen Stadium dagegen pflegen neben Kopfschmerzen diskretere Zeichen psychischer Beeinträchtigung die Symptomatologie einzuleiten.

Von den neurologischen Ausfällen spielen Pupillenstörungen, vor allem bei den akuten und subakuten Hämatomen, eine recht bedeutende Rolle. Es muß allerdings hervorgehoben werden, daß die Diagnose nie vom Auftreten einer Pupillendifferenz abhängig gemacht werden darf und daß andererseits diese auch nicht das Vorhandensein eines Hämatoms beweist. Als Art Alarmzeichen sollte ein solcher Befund aber in jedem Fall eine rasche diagnostische Klärung auslösen. Ähnliches gilt von sonstigen neurologischen Herdzeichen, wenn sie erst einige Zeit nach dem Trauma auftreten oder an Intensität zunehmen. Eine Pulsfrequenzverlangsamung, der sogenannte Druckpuls, fehlt häufig. Dieses Symptom wird oft überwertet. Es spielt für die Erkennung der Hämatome eine nur untergeordnete Rolle.

Als Ausnahmen gibt es zwei Krankheitsbilder, bei denen auch dann, wenn zunächst keine Progredienz der Symptome erkennbar ist, an die Möglichkeit des Hämatoms gedacht werden muß. Das eine ist das Syndrom der Hämatome der hinteren Schädelgrube — Nacken-Hinterkopf-Schmerz, Nackensteife, eventuell Opisthotonus; röntgenologischer Nachweis einer Fraktur der Hinterhauptsschuppe; das andere ist dadurch gekennzeichnet, daß die primär verletzungsbedingten zerebralen Ausfälle auch nach Tagen noch keinerlei Rückbildungstendenz erkennen lassen. Hier kann die Kompensation der Störungen durch ein Hämatom gehemmt sein.

Alle beschriebenen Syndrome sind unspezifisch und können auch durch andersartige zerebrale Schädigungen hervorgerufen werden. Klärung dieser Differentialdiagnose und gegebenenfalls operative Entleerung einer raumbeengenden Blutung gehören zu den dringlichsten Indikationen der Medizin. Bevor ein Hämatom nicht positiv ausgeschlossen ist, darf man sich nie mit der Annahme einer der anderen möglichen Ursachen ähnlicher Syndrome beruhigen, die im folgenden Abschnitt dargestellt sind.

2. Andere Ursachen ähnlicher klinischer Syndrome

Ähnliche Beziehungen, wie sie sich zwischen der Symptomatologie der Hämatome und dem zeitlichen Abstand vom Trauma gezeigt haben, bestehen auch zwischen dem Kreis der anders begründeten Hirnschädigungen, die hämatomähnliche klinische Bilder hervorzurufen vermögen, und der jeweiligen postoperativen Phase. Im akuten und subakuten Stadium nach einer Schädelverletzung sind in erster Linie die verschiedenen unmittelbar oder mittelbar traumatisch verursachten Hirnfunktionsstörungen von den Hämatomen abzugrenzen. Nur ausnahmsweise stellt sich die Frage, ob nicht das Trauma die Folge — und nicht die Ursache — einer anders entstandenen zerebralen Störung gewesen sein kann. Im chronischen Stadium dagegen nach einem mehr oder weniger relevant erscheinenden oder vielleicht zunächst gar nicht bekannten Trauma werden je nach Symptomatologie in der Regel auch nichttraumatische Ursachen verschiedenster Art, etwa ein Hirntumor, Hirnabszeß oder zerebrale Zirkulationsstörungen mit zu erwägen sein: Es ist deshalb zweckmäßig, auch die Besprechung der differential-diagnostisch von den Hämatomen abzugrenzenden zerebralen Prozesse zeitlich zu gliedern.

Im akuten Stadium

Zu diesem Zeitpunkt kommen differentialdiagnostisch alle Funktionsstörungen und Zerstörungen des Gehirns, einschließlich der oft dabei auftretenden kleineren, nicht raumbeengenden Blutungen in Betracht, die unmittelbare Folge der einwirkenden Gewalt sind. Weitere Ursachen hämatomähnlicher klinischer Bilder können die Auswirkungen ungenügender Sauerstoffversorgung des Gehirns sein, sei es auf Grund zentraler oder peripherer Atemstörungen, von Kreislaufstörungen oder Temperaturentgleisungen. Schließlich muß auch die zerebrale Fettembolie in den Kreis der differential-diagnostischen Überlegungen einbezogen werden.

Die einwirkende Gewalt kann primär zu einer *reversiblen Funktionsstörung ohne Zerstörung von Hirngewebe* geführt haben, also zu einer *kommotionellen Schädigung*. In einem solchen Fall liegt das Maximum der Ausfälle zeitlich unmittelbar nach dem Trauma. Die objektiv faßbaren Symptome bilden sich rasch zurück und sind nach 3 Tagen abgeklungen (TÖNNIS und LOEW). Nur die subjektiven Beschwerden benötigen meist längere Zeit, ehe sie vollständig verschwinden. Differentialdiagnostische Schwierigkeiten gegenüber den Hämatomen ergeben sich nicht.

Traumatische Zerstörungen von Hirngewebe, die Kontusionen und Lazerationen, können je nach Lokalisation und Ausdehnung die unterschiedlichsten Ausfälle verursachen. Es ist grundsätzlich wichtig sich klarzumachen, daß ein nur einmal erhobener Befund, der einem Krankheitsquerschnitt entspricht, weder Rückschlüsse auf die Art der zugrundeliegenden Hirnschädigung zuläßt, noch die Möglichkeit gibt, ein Hämatom nachzuweisen bzw. auszuschließen. Ätiologische Rückschlüsse sind nur möglich, wenn man den Längsschnitt des Geschehens erfaßt, also die Entwicklung der Befunde kontrolliert.

Im Gegensatz zur einfachen kommotionellen Hirnschädigung bilden sich nach Hirnkontusionen etwaige objektive Ausfallserscheinungen, wenn überhaupt, so nur nach längerer Zeitspanne zurück. Das Maximum der Störungen muß auch nicht unmittelbar nach der Gewalteinwirkung erreicht sein, da reaktive Veränderungen des Hirngewebes, beispielsweise das Hirnödem, außerdem auch sekundäre Schädigungen infolge kleinerer Blutaustritte, eine spätere

Zunahme der Störungen verursachen können. Im Einzelfall bestehen oft verschiedene Arten einer Hirnschädigung nebeneinander. So sind Kontusionen mitunter von einer Zone nur reversibel gestörten Hirngewebes umgeben. Ein anfänglich rascher Rückgang eines Teiles der Symptomatik dürfte dann der Funktionswiederkehr in solchen nur kommotionell geschädigten Gebieten zuzuordnen sein. Gleichzeitig kann sich aber in einem anderen Bereich im Zusammenhang mit petechialen Blutaustritten oder mit der Ausbildung eines echten raumbeengenden Hämatoms eine Zunahme der Schädigung entwickeln, so daß andere Symptome progredient werden. Man muß deshalb immer das klinische Gesamtbild berücksichtigen und darf aus der Rückläufigkeit von Einzelbefunden für sich allein noch nicht den Schluß ziehen, daß ein Hämatom nicht vorliegen könne.

Kleinere, nicht raumbeengende Blutungen, wie sie oft Hirnkontusionen in wechselndem Umfang folgen, sind zweifellos die Ursache mancher differentialdiagnostischer Schwierigkeiten. Wenn sie funktionell wichtige Gebiete, beispielsweise eine Zentralregion, das Sprachzentrum oder auch manche Teile des Hirnstamms einbeziehen, können sie schon bald nach dem Unfall rasch progrediente Ausfälle bewirken, also Paresen, Sprachstörungen, Bewußtseinsstörungen bzw. schon vorhandene derartige Symptome verstärken, so daß dann vom klinischen Bild her eine Abgrenzung von den echten raumbeengenden Hämatomen unmöglich ist. Eine Klärung ist am schonendsten und raschesten mit Hilfe der Karotisangiographie herbeizuführen. Ist dies aus äußeren Gründen nicht möglich, so ist das Anlegen von Probebohrlöchern unerläßlich. Es ist wahrscheinlich, daß bei einem Teil derjenigen Fälle des eigenen Krankengutes, bei denen während der akuten Phase nach dem Trauma unter Hämatomverdacht eine Karotisangiographie ausgeführt worden war, ohne daß eine raumbeengende Blutung gefunden wurde, solch petechiale Blutungen Ursache des progredienten klinischen Bildes gewesen sind. Wie häufig diese Differentialdiagnose gestellt werden muß, ergibt sich aus den Zahlenverhältnissen des eigenen Krankengutes. Bei 30% aller der Fälle, bei denen sich innerhalb der ersten 24 Stunden ein klinisches Bild entwickelte, das an die Möglichkeit eines intrakraniellen Hämatoms denken lassen mußte, konnte durch Angiographie ein Hämatom ausgeschlossen werden. Ohne die Möglichkeit der Karotisangiographie hätte man bei diesen Patienten Probetrepanationen ausführen müssen.

Eine andere Ursache zunehmender zerebraler Symptomatik schon während der akuten Phase ist die *unzureichende Sauerstoffversorgung*

des Gehirns. Diesem Faktor wird leider immer noch nicht überall
die nötige Aufmerksamkeit geschenkt, obwohl er oft über das weitere Schicksal des Patienten entscheidet. Zerebraler Sauerstoff-
mangel kann sowohl die Folge von Atemstörungen und Behinderungen wie von Kreislaufstörungen sein, wobei die peripheren *Atembehinderungen* — wenn nicht speziell darauf geachtet wird — die
häufigste Quelle zusätzlicher Hirnschädigung zu sein scheinen.
Zurücksinken des Kiefers, Vollaufen von Trachea und Bronchialbaum mit Blut, Sekret oder Aspiration von Mageninhalt kommen
bei bewußtlosen Patienten fast regelmäßig vor. TÖNNIS, FROWEIN,
LOENNECKEN u. a. haben in den letzten Jahren wiederholt darauf
hingewiesen. Wird ein Schwerverletzter eingeliefert, so müssen als
erstes die Atemwege freigemacht werden (Nasentubus, Absaugen
von Trachea und Bronchialbaum; Einlegen eines Magenschlauches,
solange die initiale Magenatonie andauert; bei längerer Bewußtlosigkeit Tracheotomie). Es ist oft eindrucksvoll zu beobachten, wie
sich Reaktionslage, Kreislauf- und Tonusstörungen und selbst die
Intensität einer Parese bessern, sobald die Atemwege ordentlich
freigemacht sind: Das klinische Bild kann deshalb hinsichtlich Art
und Ausmaß der traumatischen Hirnschädigung gar nicht richtig
beurteilt werden, solange nicht die Sauerstoffversorgung des Organismus gewährleistet ist.

Die zerebralen Atemstörungen treten gegenüber den peripheren
Atembehinderungen zurück. Allerdings ist das im wesentlichen
eine Frage des Zeitpunktes; denn unmittelbar nach der Verletzung
bestehen bei den meisten Schwerverletzten auch zentrale Störungen
der Atmung, zunächst fast regelmäßig ein kurzdauernder Atemstillstand, oft gefolgt von unregelmäßiger, verlangsamter und zu
oberflächlicher Atmung, manchmal auch von ausgeprägter Schnappatmung oder CHEYNE-STOKESscher Atmung. In der Klinik werden
diese zentral bedingten Störungen deshalb nur selten gesehen, weil
die meisten der Patienten, bei denen es nicht zur raschen spontanen
Normalisierung kommt, schon vor oder während des Transportes
sterben. Durch sofortige Intubation und künstliche Beatmung
schon am Unfallort gelingt es allerdings, wie FROWEIN zeigen
konnte, manche dieser sonst verlorenen Fälle doch noch zu retten.

Auch ein *Kreislaufversagen* vermag verständlicherweise die Sauerstoffversorgung des Gehirns zu beeinträchtigen. Wir verweisen in
diesem Zusammenhang auf die Arbeiten von M. SCHNEIDER u. Mitarb.
Bei jüngeren normotonen Patienten und nicht erhöhter Körpertemperatur liegt die kritische Blutdruckhöhe um 50 bis 70 mm Hg
systolisch. Bei älteren Verletzten, Erfordernishochdruck oder
Temperatursteigerung können je nach Ausprägung dieser Faktoren

auch bei höher liegenden Blutdruckwerten schon Sauerstoffmangel-
schäden auftreten. Wird ein Schwerverletzter eingeliefert, so muß
deshalb sofort nach dem Freimachen der Atemwege eine Normalisierung und Stabilisierung der Kreislaufverhältnisse angestrebt
werden (Infusion hochmolekularer Lösungen, Transfusion). Die
differentialdiagnostische Beurteilung einer Befundverschlechterung
— beispielsweise Vertiefung der Bewußtlosigkeit — muß also auch
ein eventuelles Kreislaufversagen als mögliche Ursache mit in
Betracht ziehen.

Daß eine *Steigerung der Körpertemperatur* bei sonst nicht wesentlich gestört erscheinenden Kreislauf- und Atemverhältnissen Ursache zunehmender zerebraler Ausfallserscheinungen sein kann, ist
ebenfalls erst in den letzten Jahren genügend bekannt und therapeutisch berücksichtigt worden. Jeder Temperaturanstieg erhöht
den Energieumsatz und damit den Sauerstoffbedarf. Parallel dazu
vermindert er die Erholungsfähigkeit des geschädigten Hirngewebes.
LOEW hatte schon 1953 ein nach Hirnoperationen beobachtetes
Syndrom beschrieben, das seine Erklärung in diesen Verhältnissen
findet. Im Zusammenhang mit einer Temperatursteigerung war
bei einigen Fällen postoperativ tiefe Bewußtlosigkeit eingetreten. Nach intravenöser Novocaingabe sank die Temperatur zur
Norm ab. Gleichzeitig hellte sich das Bewußtsein wieder auf. Man
sieht daraus, daß Temperatursteigerungen ein klinisches Bild mit
sekundärer Bewußtlosigkeit hervorzurufen vermögen, das sich nicht
von dem eines intrakraniellen raumbeengenden Hämatoms unterscheidet. Unabhängig von den sich daraus ergebenden differentialdiagnostischen Folgerungen muß in therapeutischer Hinsicht darauf geachtet werden, jeder zusätzlichen Hirnschädigung durch
Körpertemperaturerhöhungen von vornherein vorzubeugen. TÖN-
NIS und FROWEIN haben dies als „Normothermiebehandlung" bezeichnet. Sie beruht im Prinzip auf dem Vermeiden einer Wärme-
stauung, wie sie im Schock und auch bei fortdauernden Kreislaufregulationsstörungen infolge Minderdurchblutung der Haut die
Regel ist, auf der Verhinderung übermäßiger Wärmeproduktion,
indem eine etwaige allgemeine Erhöhung des Muskeltonus beseitigt
wird, und auf physikalischer Ableitung der überschüssigen Wärme.
Medikamentös werden die Kreislaufperipherie geöffnet und Muskel-
tonussteigerungen wie beispielsweise Streckkrämpfe durch Narkose
beendet. Wenn erforderlich, wird schließlich mit Hilfe von Ven-
tilatoren durch Anblasen der angefeuchteten Haut vorwiegend des
Rumpfes Verdunstungskälte erzeugt und so die Körpertemperatur
aktiv gesenkt. Auf Einzelheiten kann im Rahmen dieser differentialdiagnostischen Überlegungen nicht eingegangen werden. Zwei-

fellos ist mancher letale Ausgang, der früher als ein auf den Hirn-stamm übergreifendes Hirnödem gedeutet wurde und unter dem Bild sich vertiefender Bewußtlosigkeit, Reflexlosigkeit und Tem-peratursteigerung verlief, oder bei dem unter dem Verdacht eines intrakraniellen Hämatoms Probebohrlöcher angelegt wurden, Folge einer Steigerung der Körpertemperatur gewesen. Viele die-ser Patienten können heute gerettet werden.

Muß bei sich vertiefender Bewußtseinstrübung an ein intra-kranielles Hämatom gedacht werden und besteht eine Beeinträch-tigung der Sauerstoffversorgung durch Atembehinderung bzw. finden sich wesentliche Kreislauf- und Temperaturstörungen, so dient die Beseitigung dieser Störungen auch der differential-diagnostischen Klärung. Eine trotzdem fortschreitende Verschlech-terung spricht für die Möglichkeit eines Hämatoms und macht dessen angiographischen oder operativen Ausschluß erforderlich. Bei rasch progredienten Bildern darf man mit einer Verlaufsbeob-achtung allerdings keine Zeit verlieren. Man wird sich dann unter Umständen sogar entschließen müssen, nach Intubation zu angio-graphieren oder Bohrlöcher anzulegen, während gleichzeitig die Maßnahmen zur Behandlung der Kreislauf- und Temperatur-störungen anlaufen.

Eine sehr ernste Komplikation, die bei Schädelverletzten aber nur dann zu erwarten ist, wenn gleichzeitig Frakturen oder aus-gedehnte Weichteilquetschungen im Bereich des übrigen Körpers aufgetreten sind, bedeutet die *zerebrale Fettembolie*. Sie kann klini-sche Bilder hervorrufen, die den Syndromen der akuten und sub-akuten intrakraniellen Hämatome außerordentlich ähneln, so daß eine Unterscheidung oft auf Schwierigkeiten stößt. Zusammen-fassende Berichte hierüber haben in letzter Zeit FELTEN, RITZMANN sowie SCARCELLA veröffentlicht. Weitere Literaturhinweise finden sich dort. Man unterscheidet 2 Stadien der Fettembolie. Das pri-märe Stadium ist gekennzeichnet durch einen Kreislaufschock, der durch die Verschleppung der Fetttropfen in die Lunge ausgelöst wird. Daß ein solcher Kreislaufschock über eine Mangeldurch-blutung des Gehirns zu zerebralen Störungen führen kann, hatten wir bereits dargelegt. Im 2. Stadium, der sekundären Fettembolie, kommt es zur Verteilung der Fetttropfen über das ganze Gefäß-system. Im Gehirn verursacht die Verlegung von Kapillaren und Arteriolen kleine Infarzierungen und perivaskuläre Markblutungen. Führendes klinisches Symptom ist das Auftreten einer Bewußt-seinsstörung, die meist zumindest zu Beginn durch eine unge-wöhnliche Unruhe der Patienten gekennzeichnet ist. Häufig treten Pyramidenzeichen auf, während Pupillenstörungen selten sind. In

Abhängigkeit von Ausmaß und Lokalisation der fettembolischen Hirnschädigung folgen Entgleisungen der vegetativen Regulationen, vor allem von Kreislauf und Temperatur, mit ihren schon beschriebenen Rückwirkungen auf das Gehirn selbst. Auch Atemstörungen sowohl zentraler wie peripherer Genese — fettembolische Verlegung der Lungenkapillaren — sieht man oft.

Hinweise auf eine Fettembolie sind neben dem Befund von Frakturen oder ausgedehnten Weichteilquetschungen das Auftreten petechialer Blutungen an Gesicht, Stamm oder oberen Extremitäten, besonders häufig auch subkonjunktival. Es gelingt mitunter, beim Spiegeln des Augenhintergrundes Fetttropfen in den Retinagefäßen zu entdecken. Mikroskopisch kann man sie oft im Sputum, Urin, Blut und Liquor nachweisen. Die Serum-Lipase steigt an.

Ungeachtet dieser diagnostischen Kriterien ist es im Einzelfall so schwierig, eine fettembolisch bedingte sekundäre Bewußtlosigkeit von einer auf ein Hämatom hinweisenden Bewußtseinsstörung zu unterscheiden, daß man sich in der Regel entschließen wird, das Hämatom angiographisch auszuschließen. Dabei muß natürlich sorgfältig darauf geachtet werden, daß nicht durch Transport und Lagerung neue embolische Schübe ausgelöst werden.

Die Therapie der zerebralen Fettembolie kann im Rahmen dieser Darstellung nur stichwortartig skizziert werden. Wesentlich sind die Sicherung ausreichender Sauerstoffzufuhr — häufig wird eine Tracheotomie erforderlich sein, um bei beginnendem Lungenödem den Bronchialbaum durch Absaugen freihalten zu können — sowie das Ausgleichen der Störungen von Kreislauf und Temperatur. Eventuelle Unruhezustände der Patienten müssen medikamentös abgefangen werden, nicht nur wegen der damit verbundenen Gefahr neuer fettembolischer Schübe, sondern auch um einem Temperaturanstieg vorzubeugen.

Im subakuten Stadium

Die kommotionell, kontusionell und durch kleine Blutaustritte bedingten zerebralen Ausfälle bereiten bei größerem zeitlichen Abstand vom Trauma keinerlei differentialdiagnostische Schwierigkeiten mehr, da sie entweder, wie die reversiblen Funktionsstörungen, bereits abgeklungen oder deutlich rückläufig sind oder wie die Symptome der nicht raumbeengenden Kontusionsblutungen, zu diesem Zeitpunkt keine fortschreitende Tendenz mehr haben.

Dagegen können Ausfälle als Ausdruck *unzureichender Sauerstoffversorgung des Gehirns* und als Folge *zerebraler Fettembolie* auch während des subakuten Stadiums klinisch manifest werden. Wir verweisen diesbezüglich auf die Beschreibung im vorangegangenen Abschnitt. Hirnödem, meningiale Reaktion und der seltene intrakranielle Unterdruck erweitern jetzt den Kreis der differentialdiagnostischen Möglichkeiten.

Das Hirnödem. Es tritt klinisch in der Regel erst um den 3. Tag in Erscheinung, obwohl man histologisch nachweisen kann, daß es bereits unmittelbar nach der Schädigung beginnt (SELBACH und PETERS, TÖNNIS, ZÜLCH)), wahrscheinlich als Folge örtlicher Gefäßwandschäden und Zellpermeabilitätsstörungen. Es braucht längere Zeit, bis die Veränderungen ein solches Ausmaß erreicht haben, daß sie klinisch faßbare Funktionsstörungen und eine intrakranielle Drucksteigerung bzw. enzephalographisch nachweisbare Verlagerungen von Ventrikelabschnitten bewirken (TÖNNIS, WANKE, BUES; LOEW u. v. a.). Im französischen Schrifttum spricht man in diesem Zusammenhang von „la crise du troisième jour" (LAZORTHES).

Faktoren, welche die Entwicklung des Hirnödems begünstigen und verstärken, sind venöse Stauung und unzureichende Sauerstoffversorgung des Gehirns. Nach unseren Erfahrungen treten schwere, zum Tode führende Formen des Hirnödems, wie sie früher oft beschrieben wurden, kaum mehr auf, seitdem wir gelernt haben, diese Faktoren entsprechend therapeutisch zu berücksichtigen. Damit erleichtert sich auch die Differentialdiagnose gegenüber den intrakraniellen Hämatomen. Trotzdem kann es während der sogenannten Ödemphase unter Umständen unmöglich sein, allein aus dem klinischen Befund zu entscheiden, ob eine nun einsetzende Befundverschlechterung auf ein Hämatom hinweist oder ödembedingt ist. Für das eigene Krankengut geht das eindrucksvoll aus Abb. 15 hervor. Der relative Anteil der Fälle, bei denen ein Hämatomverdacht angiographisch ausgeschlossen werden mußte, liegt zwischen dem 4. und 7. Tag mit 46% wesentlich höher als zu anderem Zeitpunkt nach dem Trauma. Da aber immerhin mehr als 50% aller entsprechenden klinischen Bilder der Ödemphase doch durch ein Hämatom verursacht wurden, darf man sich nicht ohne weiteres mit der Annahme eines Hirnödems beruhigen.

Bedrohliche klinische Bilder als Folge eines Hirnödems finden sich besonders häufig bei Kindern. Es muß zunächst offen bleiben, ob dem eine erhöhte Ödemneigung des kindlichen Hirngewebes zugrunde liegt oder ob die Tatsache, daß bei Kindern die sogenannten Reserveräume des Schädelinneren kleiner sind, für sich allein diese Verhaltensweise zu erklären vermag.

Eine zu diesem Zeitpunkt angiographisch nachgewiesene gröbere Gefäßverlagerung ist durch ein Ödem allein solange nicht zu erklären, als man sich nicht durch Operation von dem Fehlen eines Hämatoms überzeugt hat. Bei erheblicher intrakranieller Drucksteigerung infolge Hirnödems kann, wie kürzlich KLINGLER wieder betont hat, wenn konservative Methoden keine ausreichende und genügend rasch wirkende Entlastung gebracht haben, eine Entlastungstrepanation lebensrettend sein.

Eine weitere Ursache posttraumatischer intrakranieller Drucksteigerung ist die sogenannte *meningiale Reaktion* (TÖNNIS), eine aseptische Reizmeningitis, ausgelöst durch Beimengungen von Blut und Hirngewebstrümmern zum Liquor. Es kommt zu verstärkter Liquorproduktion mit Zellvermehrung manchmal bis auf über tausend Drittel Zellen und zu einer Erhöhung des Gesamteiweißgehaltes. Klinisch geht die meningiale Reaktion, die erst vom Ende der 1. Woche an in Erscheinung tritt, mit Temperaturerhöhungen einher, ohne daß die Pulsfrequenz in gleichem Maße ansteigen würde (relative Bradycardie). Die Patienten sind nackensteif und klagen über erhebliche, oft zum Hinterkopf und Nacken ausstrahlende Kopfschmerzen. Stärkere Beeinträchtigungen der Bewußtseinslage fehlen meist — im Gegensatz zur bakteriellen Meningitis. Die Differentialdiagnose zu den intrakraniellen Hämatomen ergibt sich aus dem Fehlen gröberer Bewußtseinstrübungen, dem Ausbleiben einer Zunahme der neurologischen Ausfälle und dem charakteristischen Liquorbefund.

Ein ähnliches klinisches Bild mit Nackensteife und Kopfschmerzen vermag *der intrakranielle Unterdruck*, der gelegentlich nach traumatischen Hirnschädigungen zu beobachten ist (siehe S. 77), hervorzurufen. Leichtere Formen sind daran kenntlich, daß kurzdauernde venöse Stauung (Jugulariskompression) die subjektiven Beschwerden mindert. Bei schweren Fällen, die wir allerdings in direktem Zusammenhang mit Schädelverletzungen nicht gesehen haben, wohl dagegen, wie auf S. 35 näher beschrieben, nach Entleerung eines chronischen subduralen Hämatoms, treten deutliche Störungen der Bewußtseinslage hinzu. Bei solchen Fällen hilft der Jugulariskompressionstest diagnostisch nicht weiter, weil die intrakraniellen Venen ohnehin als Folge des Unterdruckes maximal erweitert sind, so daß die Jugulariskompression keine zusätzliche Erhöhung des intrakraniellen Druckes zu bewirken vermag. Die Abgrenzung gegenüber einem traumatischen Hämatom würde sich bei derartigen Fällen aus dem Ergebnis der Zisternenpunktion — spontane Luftaspiration auch bei Punktion im Liegen — oder aus dem negativen Angiogramm ergeben.

Im chronischen Stadium

So einfach die Diagnose eines chronischen subduralen Hämatoms zu sein scheint, wenn nach einem Schädeltrauma und getrennt durch ein mehrwöchiges freies Intervall zunehmende Kopfschmerzen, neurologische Halbseitenzeichen, psychische Veränderungen und eine Stauungspapille auftreten, so schwierig können Diagnose und Abgrenzung von anderen zerebralen Erkrankungen werden, wenn der Verlauf, wie dies häufig der Fall ist, nicht diesem Schema folgt.

Tritt beispielsweise bei einem Patienten mit kurzer Kopfschmerzanamnese eine Bewußtseinstrübung mit oder ohne weitere neurologische Störung auf, ohne daß zunächst von einem Trauma etwas bekannt ist, so umschließt der Kreis der differentialdiagnostischen Möglichkeiten in erster Linie alle rasch fortschreitenden primären und sekundären Hirntumoren, also die Glioblastome und Hirnmetastasen; auch an die Möglichkeit eines Hirnabszesses muß gedacht werden.

Fehlen Stauungserscheinungen am Augenhintergrund, so können sich die subduralen Hämatome auch unter dem Bild von zerebralen Zirkulationsstörungen und von Intoxikationen verbergen. Die Folgerung daraus hat SCHEID sehr treffend formuliert: „Man gewöhne sich daher an, bei jedem nicht eindeutig geklärten zerebralen Prozeß, zumal dann, wenn Bewußtseinsstörungen auftreten, auch an das subdurale Hämatom zu denken und unverzüglich die erforderlichen diagnostischen Maßnahmen zu veranlassen."

Da Patienten mit ungeklärten zerebralen Krankheitsprozessen ohnehin in Fachkliniken eingewiesen werden müssen, läßt sich die Differentialdiagnose dort rasch und schonend durch Karotisangiographie klären.

3. Die Unterscheidung der einzelnen Hämatomarten und Lokalisationen

Art- und Lokalisationsdiagnose der Hämatome werden am zweckmäßigsten gemeinsam besprochen, weil beide Fragen in der Regel nur in Zusammenhang miteinander beantwortet werden können.

Ähnlich wie bei der Abgrenzung anders begründeter zerebraler Schädigungen hilft die Berücksichtigung des zeitlichen Abstandes vom Trauma auch bei der Unterscheidung der verschiedenen Hämatomarten. Die Abb. 15 soll diese Beziehungen an Hand des eigenen Krankengutes deutlich machen. Sie zeigt die Häufigkeit der verschiedenen Hämatomarten zum jeweiligen Zeitpunkt nach der Verletzung. Bei der Besprechung, die für die akute, subakute und chronische Phase gesondert erfolgt, werden wir wiederholt auf diese Abbildung zurückgreifen.

Im akuten Stadium

Entwickelt sich während der ersten 12 Stunden nach einer Schädelverletzung ein hämatomverdächtiges klinisches Bild, so kann — wie Abb. 15 zeigt — bei etwa einem Drittel der Fälle mit

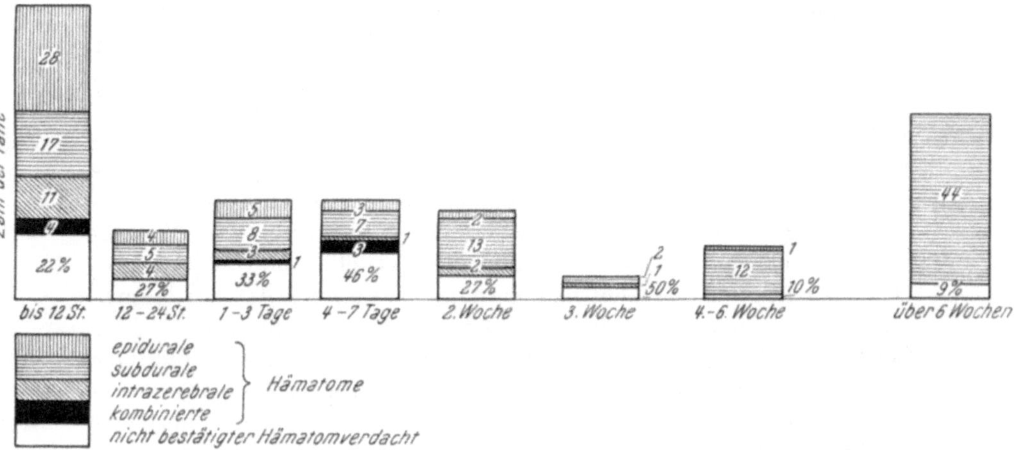

Abb. 15. *Häufigkeit der verschiedenen Hämatomarten in Abhängigkeit vom zeitlichen Abstand zum Trauma.* Die Häufigkeit der Fälle mit nicht bestätigtem Hämatomverdacht ist in Prozenten angegeben worden, da zu ihrer Bestimmung nur die angiographierten Fälle der letzten 6 Jahre ausgezählt und zu der Zahl der bestätigten Hämatome des gleichen Zeitraumes in Beziehung gesetzt wurden.

einem epiduralen Hämatom gerechnet werden, während sich die übrigen auf akute subdurale, intrazerebrale oder die selteneren gemischten Hämatome verteilen bzw. der Hämatomverdacht nicht bestätigt wird. Bezieht man auch den Zeitraum zwischen 12 und 24 Stunden nach dem Trauma mit ein, so wird die Häufigkeitsverteilung auf die 4 Hauptgruppen — epidurale, subdurale und intrazerebrale Hämatome sowie die unbestätigten Verdachtsfälle — noch ausgewogener. Die alte Faustregel, daß in der ersten Zeit fast ausschließlich nur epidurale Hämatome zu erwarten sind, hat also ihre Gültigkeit verloren, seitdem die früher klinisch kaum bekannten akuten subduralen und intrazerebralen Hämatome und die Mischformen (kombinierte Hämatome) dank Anwendung der Karotisangiographie erkannt und operativer Behandlung zugeführt werden können. Das geringe zahlenmäßige Überwiegen der epiduralen Hämatome während der akuten Phase genügt zweifellos nicht mehr, um darauf eine Wahrscheinlichkeitsdiagnose aufzubauen.

Gewichtigere artdiagnostische Hinweise lassen sich dagegen aus dem klinischen Bild gewinnen. Die „klassische" Entwicklung der Hämatomsymptomatologie — rasch abklingende oder überhaupt fehlende Zeichen primär traumatischer Hirnschädigung, freies Intervall, sekundäres Auftreten von Bewußtseinstrübung, Pupillenstörungen und neurologische Herdzeichen — findet sich nämlich weitaus überwiegend bei den epiduralen Hämatomen, während sowohl bei den akuten subduralen wie den akuten intrazerebralen Hämatomen ein freies Intervall nur ausnahmsweise gesehen wird. Der diagnostische Wert dieser Verlaufsunterschiede wird allerdings dadurch etwas eingeschränkt, daß rund 40% auch der epiduralen Hämatome ein freies Intervall vermissen lassen und sich deshalb vom Verlauf her nicht von den übrigen Hämatomformen unterscheiden.

Gegenüber den differentialdiagnostischen Hinweisen, die sich aus dem Ablauf der Symptomatologie gewinnen lassen, tritt das Vorhandensein oder Fehlen irgendwelcher Einzelsymptome an Bedeutung völlig zurück. Diese sind weit mehr vom Stadium der Krankheitsentwicklung, also vom Ausmaß der örtlichen und allgemeinen Druckschädigung des Gehirns abhängig, als von der Art des Hämatoms. Zwar wird man bei sehr bedrohlichen Bildern mit tiefer Bewußtlosigkeit, Reflexlosigkeit oder Streckkrämpfen häufiger akute intrazerebrale oder subdurale als epidurale Hämatome erwarten müssen, doch können die epiduralen Hämatome bei fortgeschrittener intrakranieller Drucksteigerung die gleiche Symptomatologie hervorrufen.

Ganz ähnlich liegen die Verhältnisse bezüglich der Lokalisationsdiagnose. Allerdings kann zunächst festgestellt werden, daß die weitaus überwiegende Mehrzahl aller Hämatome supratentoriell auftritt. Nur dann, wenn sich eine Fraktur der Hinterhauptsschuppe findet, muß an ein *Hämatom der hinteren Schädelgrube* gedacht werden, wobei eine präoperative Artdiagnose, ob epidural, subdural oder im Kleinhirn gelegen, nicht möglich ist.

Sieht man von diesem Sonderfall ab, so erhebt sich zunächst die Frage nach der *Seitenlokalisation des Hämatoms.* Diese Frage läßt sich bei den Fällen mit „klassischer" Hämatomsymptomatologie (Auftreten erst nach freiem Intervall), bei denen es sich ja überwiegend um epidurale Hämatome handelt, mit einiger Wahrscheinlichkeit beantworten. Hier findet sich das Hämatom nur selten — etwa bei einem Viertel bis einem Drittel der Patienten — nicht auf der Seite der Pupillenerweiterung[1]. Neurologische Herdzeichen

---

[1] Es wurde bereits auf S. 5 darauf hingewiesen, daß es oft vom Zeitpunkt der Untersuchung abhängig ist, ob die homolaterale oder die kontralaterale Pupille erweitert gefunden wird.

treten überwiegend kontralateral auf, und eventuelle Schädelfrakturen stimmen in der Regel mit der Seite des Hämatoms überein. Die Möglichkeit, im Einzelfall eine der seltenen Ausnahmen vor sich zu haben, wo alle diese Häufigkeitsbeziehungen nicht stimmen, muß natürlich im Auge behalten werden.

Sehr viel unsicherer ist die Lokalisationsdiagnose, wenn primäre Bewußtlosigkeit und spezielle Hämatomsymptomatologie sich zeitlich überschneiden. Schon in artdiagnostischer Hinsicht war diese Gruppe schwierig, konnten sich doch hinter einem solchen Bild sowohl akute subdurale, intrazerebrale, epidurale und kombinierte Hämatome wie auch nicht hämatombedingte zerebrale Störungen verbergen, ohne daß der klinische Befund eine Unterscheidung ermöglichte. Mit der Seitendiagnose verhält es sich ähnlich. Es muß damit gerechnet werden, daß etwa die Hälfte der vorkommenden Pupillenerweiterungen nicht mit der Seite des Hämatoms übereinstimmen, daß oft neurologische Herdzeichen auftreten, die auf eine Schädigung der hämatomfernen Hemisphäre hinweisen und daß die Frakturen zu fast 50% kontralateral zum Hämatom gefunden werden. Daraus ergibt sich, daß überschlagsweise bei jedem 3. Patienten dieser Verlaufsform aus dem klinischen Bild allein eine nicht zutreffende Seitendiagnose gestellt würde.

Wenn man berücksichtigt, wie unsicher die Möglichkeiten der klinischen Seitendiagnose bei den akuten Hämatomen sind, so verwundert es nicht, daß eine darüber hinausgehende nähere Lokalisation der Hämatome aus dem klinischen Befund in der Regel überhaupt nicht möglich ist. Die akuten subduralen Hämatome sind zudem fast immer diffus über die ganze Hemisphäre ausgebreitet und nur ausnahmsweise auf einen umschriebenen Bereich beschränkt. Weder bei den epiduralen und intrazerebralen Hämatomen noch bei den Mischformen hat die Analyse der Symptomatologie irgendwelche auf die nähere Lokalisation hinweisenden Unterschiede erkennen lassen. Die Häufigkeitsverteilung auf die verschiedenen Lokalisationen vermag auch nicht mehr als nur gewisse Anhaltspunkte zu geben. Zwar liegen mehr als die Hälfte aller epiduralen und ein noch höherer Anteil der intrazerebralen Hämatome im Temporalbereich, doch ist das Vorkommen von Hämatomen auch frontal, parietal oder occipital nicht so selten, daß es außer Betracht bleiben könnte. Lassen sich die Verhältnisse aus äußeren Gründen nicht durch Karotisangiographie klären, so daß Probebohrlöcher unvermeidbar sind, so genügt eine einseitige temporale Freilegung auf keinen Fall, um ein Hämatom auszuschließen. Man wird dann zwar am zweckmäßigsten zunächst temporal auf der Seite trepanieren, für die gewisse klinische Hinweise sprechen, muß bei negativem Befund aber auf jeden Fall auch auf der anderen Seite explorieren und, falls sich hier auch kein Hämatom findet, zusätzlich sowohl frontale wie parieto-occipitale Bohrlöcher anlegen. Weitaus rascher und schonender führt die Karotisangiographie sowohl zur Klärung der Lokalisations- wie auch der Artdiagnose. Auf eine Beschreibung der angiographischen Befunde kann an dieser Stelle verzichtet werden. Wir verweisen auf die Darstellungen auf den S. 10—19, 29—33, 41, 42, 55, 56, 63, 64, 70, 92, 93 und 104.

Im subakuten Stadium

Mit zunehmendem zeitlichen Abstand vom Trauma werden, wie Abb. 15 zeigt, die epiduralen und die intrazerebralen Hämatome seltener. Kombinierte Hämatome kommen praktisch nicht mehr vor. So bleiben als häufigste Gruppe die subakuten subduralen Hämatome. Vom Ende der ersten Woche an braucht, von seltenen Ausnahmen abgesehen, praktisch nur noch mit den subduralen Hämatomen gerechnet zu werden. Hier klärt also der Zeitfaktor die Differentialdiagnose. Während der Tage vorher lassen sich die subakuten intrazerebralen Hämatome klinisch nicht von den subduralen unterscheiden. Bei beiden Gruppen überwiegen Fälle, deren Symptomatologie neben dem Hämatom von einer schweren substantiellen Hirnschädigung bestimmt wird, so daß ein richtig „freies" Intervall kaum vorkommt. Anders liegen die Verhältnisse bei den epiduralen Hämatomen dieses Zeitabschnittes, bei denen ein längeres freies Intervall die Regel ist. Patienten mit gleichzeitiger schwerer Hirnkontusion sind relativ selten. Diese Fälle lassen sich dann klinisch auch nicht von denen mit subduralem oder intrazerebralem Hämatom abgrenzen.

Bezüglich der Lokalisationsdiagnose liegen die Verhältnisse ähnlich wie während des akuten Stadiums. Über eine gewisse Wahrscheinlichkeit hinaus, die sich daraus ergibt, daß die jetzt allerdings selteneren epiduralen und intrazerebralen Hämatome überwiegend temporal vorkommen und daß bei einem Verlauf, der auf ein epidurales Hämatom hinweist, eine eventuelle Frakturlinie meist mit dem Sitz des Hämatoms übereinstimmt, ist eine sichere Lokalisation eines Hämatoms allein aus dem klinischen Befund nicht möglich. Elektrenzephalographische Befunde können weitere Hinweise geben. Methode der Wahl zur endgültigen Klärung von Sitz und Art eines Hämatoms ist aber auch im subakuten Stadium die Karotisangiographie. Sie versagt lediglich bei den Hämatomen der hinteren Schädelgrube, auf deren Syndrom schon mehrfach hingewiesen worden ist.

Im chronischen Stadium

Da so lange Zeit nach einem Trauma praktisch nur noch subdurale Hämatome vorkommen, ist die Frage nach deren Unterscheidung von anderen Hämatomformen gegenstandslos. Zur Frage der Seitenlokalisation ist zu sagen, daß eine homolaterale Symptomatik bei etwa 10—20% der Fälle gefunden wird. Das Elektrenzephalogramm kann diese Fehlermöglichkeit weiter einengen.

Weitaus die meisten chronischen subduralen Hämatome liegen im Parietalbereich. Nur ganz ausnahmsweise sind sie ausschließlich anders lokalisiert.

Bei den chronischen Hämatomen ist es in der Regel möglich, den Patienten in eine Spezialklinik zu verlegen. Dort wird man in jedem Fall eine Karotisangiographie ausführen, um andere Hirnerkrankungen, beispielsweise einen Hirntumor (siehe S. 122) sicher ausschließen zu können. Das Angiogramm zeigt gleichzeitig auch die genaue Lage des Hämatoms.

V. Zusammenfassende Besprechung von Behandlung und Ergebnissen

Bei den meisten Patienten des akuten Stadiums und auch bei vielen erst zu späterem Zeitpunkt nach der Verletzung unter Hämatomverdacht eingelieferten Fällen, müssen der speziellen Diagnostik und der Entleerung eines Hämatoms Maßnahmen zur Sicherung der Sauerstoffversorgung des Organismus und zur Stabilisierung des Kreislaufs vorangehen. Solange Atmung und Kreislauf unzureichend sind, läßt sich, wie im vorangehenden Kapitel gezeigt wurde, weder die Wertigkeit der neurologischen Ausfälle beurteilen, noch ist der Organismus zusätzlichen Belastungen durch Untersuchung oder Behandlung gewachsen. Die in diesem Zusammenhang notwendigen Maßnahmen haben wir unter dem Begriff der anfänglichen Allgemeinbehandlung zusammengefaßt. Sie werden an erster Stelle besprochen. Anschließend folgt die zusammenfassende Darstellung der operativen Maßnahmen, der postoperativen Behandlung und der Ergebnisse.

Anfängliche Allgemeinbehandlung

Jeder schwereren Körperverletzung folgen Allgemeinreaktionen des Organismus, die unter dem Begriff des *Unfallschocks* zusammengefaßt werden. Vor allem die Auswirkungen auf den Kreislauf können für den weiteren Verlauf von entscheidender Bedeutung sein. Sie sind nach traumatischen Hirnschädigungen meist besonders stark ausgeprägt, werden doch die Regulationszentren unmittelbar durch die Gewalteinwirkung geschädigt. Auf die umfangreiche Literatur zur Pathophysiologie des Schocks und zur Frage der Kreislaufregulationsstörungen nach traumatischen Hirnschädigungen soll hier nicht näher eingegangen werden. Wir verweisen auf die zusammenfassenden Darstellungen bei DUESBERG und SCHRÖDER, GROSSE-BROCKHOFF, FROWEIN, KILLIAN und WEESE, KNIPPING u. Mitarb., LABORIT, LOEW, TÖNNIS, WANKE u. a.

Nach schwereren Hirnschädigungen kommt es außerdem häufig zu Atemstörungen. Sowohl die Kreislauf- wie die Atemstörungen gefährden die Sauerstoff- und Energieversorgung des Gehirns und können damit Quelle zusätzlicher, unter Umständen verlaufsbestimmender Hirnschädigungen werden, zumindest aber die Erholung des traumatisierten Hirngewebes entscheidend beeinträchtigen.

Während die intrakraniellen Hämatome in der Regel eine gewisse Zeit benötigen, bis sie so groß sind, daß sie als raumbeengender Prozeß das Hirn beeinträchtigen, beginnen die schädigenden Auswirkungen von Kreislauf- und Atemstörungen nach schweren Schädelverletzungen schon gleich nach dem Unfall. Ihre Behandlung muß deshalb der Hämatomentleerung vorangehen, es sei denn, daß ein hämatombedingter plötzlicher Atemstillstand zu sofortiger Entleerung des Hämatoms zwingt. Intubation und künstliche Beatmung sind dann natürlich unerläßlich. Die Kreislaufbehandlung kann in solch einem Ausnahmefall erst während des Eingriffs beginnen.

Je länger die Sauerstoff- und Energieversorgung und der Abtransport von Stoffwechselschlacken unzureichend sind, desto ungünstiger werden die Aussichten auf eine Restitution der traumatischen Hirngewebsläsion und um so mehr wächst die Gefahr des Hinzutretens irreversibler sekundärer Schäden. Das gilt übrigens nicht nur für das Gehirn, sondern auch für manche innere Organe, vor allem für Herzmuskel und Nieren, die ebenfalls durch Blutdruckabfall und Atemstörung Schäden erleiden können, die unter Umständen sogar für einen letalen Ausgang verantwortlich werden.

Zentrale Störungen des Atemantriebs, und zwar nicht nur die sehr augenfälligen wie beispielsweise die CHEYNE-STOKESsche oder die Schnappatmung, sondern auch leichtere Formen mit zu oberflächlicher oder verlangsamter Respiration, erfordern sofortige Intubation und künstliche Beatmung. Während früher die Prognose derartiger Fälle von vornherein als infaust galt, ist es uns in den letzten Jahren gelungen, mehrere Patienten mit solchen zentralen Atemstörungen zu retten.

Die *Beseitigung peripherer Atembehinderungen*, die beispielsweise durch Zurücksinken der Weichteile des Zungengrundes oder Aspiration bedingt sein können, gehört ebenfalls zu den notwendigen Sofortmaßnahmen. Bei tief bewußtlosen Patienten ist es zweckmäßig, gleich zu intubieren. In leichteren Fällen genügt zunächst das Einlegen eines Nasopharyngealtubus. Keinesfalls darf man sich bei bewußtseinsgetrübten Patienten damit begnügen, Schleim, Blut oder erbrochenen Mageninhalt lediglich aus dem Rachen abzusaugen oder sich auf das Auswischen der Mundhöhle zu beschränken. Hier muß ein Katheter (am günstigsten ein Nelatonkatheter Ch. 12—15 mit MERCIER-Krümmung und 2 Augen) in die Trachea eingeführt werden. Zum Absaugen benutzt man einen Elektrosauger. Die üblichen Wasserstrahlpumpen reichen in der Regel nicht aus. Nach jeweils 15 Sekunden muß eine Pause eingelegt und Sauerstoff zugeführt werden. Den Katheter läßt man anschließend liegen, um das Absaugen bei Bedarf wiederholen zu können. Außerdem kann man nun mit Hilfe des Katheters Sauerstoff direkt in die Trachea leiten. Mit einem Sauerstoffstrom von 6 bis 8 Litern pro Minute erreicht man eine optimale Sauerstoffkonzentration.

Im akuten Stadium nach schweren Verletzungen kommt es meist zunächst zu einer *Kreislaufzentralisation (Spannungskollaps)*. Die Gefäße der Körperperipherie sind kontrahiert; die Zirkulation bleibt weitgehend auf die unmittelbar lebenswichtigen zentralen Organe beschränkt. Während sich dieser Zustand nach leichteren Verletzungen rasch spontan ausgleicht, ist nach schwereren Hirnschädigungen eine Selbstheilung kaum zu erwarten, vor allem dann nicht, wenn weitere Komplikationen, wie beispielsweise ein intrakranielles Hämatom, die zentralen Regulationsvorgänge zusätzlich beeinträchtigen. Die Kreislaufzentralisation kann vom Organismus nur begrenzte Zeit aufrechterhalten werden. Ungenügender Abtransport von Stoffwechselprodukten bewirkt peripher angreifend eine Gefäßerweiterung. Außerdem läßt der zentrale Vasomotorentonus als Folge der Hirnschädigung bald nach. Es folgt der sogenannte *gefäßparalytische Kreislaufkollaps*, der therapeutisch meist nicht mehr aufzufangen ist. Die Behandlung muß deshalb unbedingt einsetzen, ehe eine solche Dekompensation eingetreten ist.

Am Anfang der Behandlung des Kreislaufschocks stehen Maßnahmen zur Vergrößerung der zirkulierenden Blutmenge. Erst dann darf die Kreislaufperipherie durch Zugabe entsprechender Medikamente geöffnet werden.

Für *die praktische Durchführung der Behandlung* hat sich uns das von FROWEIN angegebene Schema gut bewährt. Es sieht als Erstmaßnahme eine intravenöse Infusion von 250 ccm Blut, Serum, Makrodex oder Periston vor. Anschließend werden weitere 250 ccm Plasmaersatzmittel zusammen mit 0,25 bis 0,50 g Novocain und 1 ccm Hydergin — ein günstiges Mischpräparat liegt im Panthesin-Hydergin (Sandoz) vor — infundiert. Bei älteren Patienten ist es zweckmäßig, auch $^1/_8$—$^1/_4$ mg Strophantin zuzugeben.

Unruhezustände, allgemeine Tonussteigerung und Streckkrämpfe, die eine erhebliche zusätzliche Kreislaufbelastung bedeuten und unbehandelt rasch über Hyperthermie und Lungenödem zum Tode führen können, werden durch intravenöse Ultrakurznarkose unterbrochen. Wir geben bei Erwachsenen zunächst 0,125 bis 0,25 g Trapanal, gelöst in 10 bis 20 ccm physiologischer Kochsalzlösung. Diese Dosisangabe ist selbstverständlich nur als ungefährer Hinweis zu werten. Je nach Reaktion, die von Faktoren wie Lebensalter und Allgemeinzustand abhängt, ist die Dosierung im Einzelfall zu variieren. Dolantin (50 mg) und Atropin (0,5 mg) (durchschnittliche Erwachsenendosierung) sollte man erst nach Einleiten der Trapanalnarkose hinzugeben, weil Dolantin bei Kopfverletzten sonst fast regelmäßig Erbrechen auslöst. Während der Trapanalnarkose bleibt diese Reaktion aus.

Die Narkose beseitigt nicht nur die lebensbedrohlichen Tonusstörungen, sondern erweitert auch die Kreislaufperipherie. Ist eine medikamentöse Dämpfung über längere Zeit erforderlich, so haben sich Phenothiazine in Kombination mit Dolantin als sogenannte lytische Mischung gut bewährt. Man gibt 3stündlich 5 ccm einer auf 20 ccm verdünnten Lösung von 25 mg Megaphen, 25 mg Atosil und 50 mg Dolantin intramuskulär.

Steigt trotz dieser Maßnahmen die Körpertemperatur an, so läßt sich das Fieber, dessen ungünstige Auswirkungen im voranstehenden Kapitel eingehend beschrieben wurden, rasch und zuverlässig durch Anblasen des abgedeckten Körpers des Patienten mit einem Ventilator in erneuter Trapanalnarkose abfangen. Im weiteren Verlauf genügt es dann meist, Frierreaktionen mit lytischer Mischung oder intravenöser Novocaininfusion zu verhindern und bei beginnendem Temperaturanstieg den Ventilator in Tätigkeit zu setzen. Es ist immer wieder eindrucksvoll, in welch kurzer Zeit die hier skizzierte anfängliche Allgemeinbehandlung akut lebensbedrohliche Zustände zu bessern vermag. Vor allem ermöglicht sie es, die notwendigen diagnostischen und therapeutischen Maßnahmen ohne wesentlichen Zeitverlust auszuführen.

Daß in besonderen Ausnahmefällen, bei plötzlich einsetzendem

Atemstillstand wegen hämatombedingter Massenverschiebung und Einklemmung, die Hämatomentleerung vordringlicher ist als die Kreislaufbehandlung, ist selbstverständlich. Hier muß nach sofortiger Intubation und künstlicher Beatmung ohne Verzug das Hämatom entleert werden. Die Maßnahmen zur Kreislaufstabilisierung laufen dann während des Eingriffes an. Es ist uns auf diese Weise gelungen, einen Patienten zu retten, bei dem es im Moment der Klinikeinweisung zum Atemstillstand kam.

Hämatomentleerung

Das operative Vorgehen wird wesentlich davon bestimmt, ob man vorher durch Karotisangiographie die Lokalisation und die Art des Hämatoms klären konnte, oder ob es sich, weil die Möglichkeit der Angiographie nicht gegeben war, um eine Probefreilegung bei Hämatomverdacht handelt. Im ersten Fall kann man den Eingriff gezielt der Art und der Lokalisation des Hämatoms anpassen. Im anderen Fall sind unter Umständen mehrere Bohrlöcher notwendig, um ein Hämatom nachzuweisen oder auszuschließen. Die nun folgende Darstellung will bewußt keine Operationslehre sein; denn es gehört zur Ausbildung jedes Chirurgen und ist unabdingbare Voraussetzung für die Versorgung von Schädelverletzten, daß die Technik der Schädeltrepanation und intrakraniellen Blutstillung beherrscht wird.

Wir besprechen zunächst die *Eingriffe bei angiographisch gesicherter Diagnose des Hämatoms.*

Von den *Hämatomen im temporalen und temporobasalen Bereich* werden die epiduralen sowie die hier allerdings relativ seltenen subakuten und chronischen subduralen Blutansammlungen von einem erweiterten Bohrloch aus, nach Art der CUSHINGschen subtemporalen Dekompression, freigelegt und entleert. Die Blutstillung bei den *epiduralen Hämatomen* gelingt oft schon durch Koagulation des betreffenden Astes der A. meningea media bzw. ihres Hauptstammes am Foramen spinosum. Nur selten ist eine Umstechung des blutenden Gefäßes nötig. Niemals war es bei den eigenen Fällen nötig, Zuflucht zu der in manchen älteren Lehrbüchern empfohlenen Verkeilung des Foramen spinosum mit Knochen oder sterilen Holzstückchen zu nehmen oder die A. meningea media extrakraniell freizulegen und zu unterbinden.

Nach Entleerung der Blutkoagula mit Sauger und Faßzange und nach Durchführung der Blutstillung ist es bei den epiduralen Hämatomen, wo ja die Dura breitflächig vom Knochen abgehoben ist, zweckmäßig, die harte Hirnhaut durch feine Nähte am Rand der Knochenlücke zu fixieren, um einer erneuten Ablösung vorzubeugen (Durahochnähte).

Bei den *subakuten und chronischen subduralen Hämatomen* gibt es keine fortbestehende Blutung mehr, so daß sich die Frage der Versorgung der Blutungsquelle erübrigt. Hier genügt deshalb in der Regel auch eine nur geringe Erweiterung des angelegten Bohrloches, um nach sternförmigem Schlitzen der Dura das Hämatom entleeren zu können. Auf einen späteren Nahtverschluß der kleinen Duralücke und auf Durahochnähte kann man verzichten. Ob man die Hämatomhöhle für 12 bis 24 Stunden drainiert — am zweckmäßigsten rollt man ein Stück Handschuhgummi zu einem sogenannten Zigarettendrain zusammen — oder auf eine Drainage verzichtet, ist eine Frage der persönlichen Einstellung des Operateurs und scheint für den weiteren Verlauf nicht entscheidend.

Die *temporalen intrazerebralen Hämatome* lassen sich am schonendsten nach Anlegen eines osteoplastischen Lappens versorgen, da der auf diese Weise gewonnene größere Zugang eine wesentlich bessere Übersicht über den ganzen betroffenen Hirnlappen gibt, als es die osteoklastische Freilegung von einem Längsschnitt aus vermag. Mehr als bei jedem anderen Hämatom ist hier die Beherrschung der neurochirurgischen Operationstechnik Voraussetzung für ein Gelingen des Eingriffs. Das spezielle Vorgehen hängt so sehr von den Besonderheiten des Einzelfalles ab, daß Regeln kaum aufzustellen sind. Oft, wenn die Hirnrinde in das Hämatom bzw. die Zerstörung des Hirnlappens einbezogen ist, entleeren sich nach Eröffnung der Dura Koagula und Hirntrümmer spontan. Nach Wegspülen bzw. vorsichtigem Absaugen allen eindeutig zerstörten Hirngewebes, werden die noch blutenden größeren Gefäße durch Silberklip oder Koagulation versorgt. Diffuse parenchymatöse Blutungen und solche aus kleinen Venen stillt man durch Auflegen von Fibrin-, Thrombin- bzw. Gelatineschwämmchen oder mit Hilfe von Thrombin- oder Wasserstoffsuperoxydlösung. Sehr schonendes Vorgehen ist unerläßlich, da man sonst in dem kontusionell und ödematös veränderten Gewebe immer neue Blutungen auslöst und weitere Zerstörungen verursacht.

Handelt es sich um ein abgeschlossen im Mark des Temporallappens gelegenes Hämatom, so wird es von einer kleinen Rindeninzision aus eröffnet und unter Sicht entleert. Im übrigen gilt das gleiche, was oben über die Art der Blutstillung gesagt wurde.

Die *akuten subduralen Hämatome* nehmen insofern eine Sonderstellung ein, als sie sich nur ausnahmsweise auf den Bereich eines einzelnen Hirnlappens beschränken. Meist breiten sie sich über die ganze Hemisphäre aus. Es läßt sich dann präoperativ auch nicht feststellen, wo die Blutungsquelle gelegen ist. Von vornherein eine große osteoplastische Trepanation auszuführen, wird man wegen des in der Regel schlechten Zustandes dieser Patienten zu vermeiden versuchen. Uns hat sich, wenn jeder Hinweis auf die vermutliche Lage der Blutungsquelle beim akuten subduralen Hämatom fehlt, folgendes Vorgehen bewährt: Von einem Längsschnitt aus, der von etwas oberhalb der Mitte des Jochbeins schräg nach oben rückwärts — in der Faserrichtung des Temporalmuskels — bis in den unteren Parietalbereich verläuft, legen wir zunächst im oberen Temporalgebiet ein Bohrloch an, das mit dem Luer zur subtemporalen osteoklastischen Freilegung erweitert wird. In vielen Fällen findet man nun nach Eröffnung der Dura eine temporale Lazeration mit Verletzung kortikaler Gefäße als Blutungsquelle. Wenn nicht, so läßt sich durch Ausspülen des Subduralraumes meist feststellen, aus welchem anderen Bereich die Blutung kommt. Der anfänglich angelegte Längsschnitt läßt sich dann ohne Schwierigkeiten als ein Schenkel der nun unvermeidlichen größeren osteoplastischen Freilegung verwenden. Auf diese Weise wird man bei fast allen Fällen die Blutungsquelle zugänglich machen und versorgen können. Nur als Ausnahme und erst, wenn dieses Vorgehen nicht zum Ziel führt, sollte man, wie dies McElwee und Ray beschrieben haben, den Versuch machen, die Blutung dadurch zum Stehen zu bringen, daß man durch lumbale Injektion von physiologischer Kochsalzlösung die Liquorräume auffüllt und das Hirn damit gegen die Schädelkalotte drängt. Bisher fehlen Erfahrungen darüber, wie häufig es gelingt, auf diese Weise das blutende Gefäß so zu komprimieren, daß die Blutung endgültig zum Stehen kommt, ohne andererseits durch die künstliche intrakranielle Drucksteigerung das Hirn zu schädigen.

Frontal gelegene Hämatome werden zweckmäßigerweise immer von einer osteoplastischen Freilegung aus entleert, wobei der Hautschnitt in die Stirnhaargrenze gelegt wird. Die Bildung eines Lappens ist nicht nur aus kosmetischen Gründen wünschenswert, sondern auch deshalb notwendig, weil weder der klinische Befund noch das Angiogramm eine präoperative Unterscheidung der verschiedenen Hämatomarten im Frontalbereich ermöglichen. Es muß deshalb immer auch mit der Möglichkeit eines intrazerebral gelegenen Hämatoms gerechnet werden, das sich, wie schon im Zusammenhang mit den temporalen Hämatomen erörtert, schonender von der größeren und übersichtlicheren osteoplastischen Freilegung als von einem kleinen Bohrloch aus versorgen läßt.

Gleiches gilt von den *occipital gelegenen Hämatomen*. Auch hier ist eine präoperative Unterscheidung von epiduraler, subduraler oder intrazerebraler Blutansammlung meist nicht sicher möglich, so daß es ratsam ist, von vornherein einen osteoplastischen Lappen als Zugang zu wählen.

Im *Parietalbereich* bereitet dagegen angiographisch eine Differenzierung der verschiedenen Hämatomformen keinerlei Schwierigkeiten. Am häufigsten finden sich hier die subakuten und chronischen subduralen Hämatome, die sich, wie die epiduralen, leicht von einem Bohrloch aus entleeren lassen. Für die seltenen intrazerebralen Hämatome traumatischer Genese empfiehlt sich, wie bei allen anderen Lokalisationen, die übersichtliche osteoplastische Trepanation.

Es folgt nun die *Besprechung der Probetrepanationen*, die bei dem Verdacht auf ein intrakranielles Hämatom angelegt werden müssen, wenn eine angiographische Sicherung der Diagnose nicht möglich ist. Zum besseren Verständnis sei zunächst daran erinnert, daß es während der akuten und subakuten Phase über eine gewisse Wahrscheinlichkeit hinaus nicht möglich ist, ohne Karotisangiogramm die Lokalisation und die Art eines Hämatoms sicher aus dem klinischen Befund vorherzusagen. Bei Verdacht auf ein Hämatom der hinteren Schädelgrube läßt selbst die Karotisangiographie im Stich. Im chronischen Stadium kommen zwar praktisch nur noch subdurale Hämatome vor, doch können diese auch homolateral zu den neurologischen Ausfällen liegen oder doppelseitig vorkommen, ohne daß der klinische Befund dieses erkennen läßt. Schließlich ist immer die Möglichkeit gegeben, daß die Symptomatologie nicht auf einem Hämatom, sondern auf einer anders begründeten Hirnschädigung beruht. Mit einer solchen Annahme darf man sich aber nur dann beruhigen, wenn das Vorhandensein eines Hämatoms positiv ausgeschlossen wurde, wenn also über allen in Betracht kommenden Lokalisationen Bohrlöcher angelegt wurden. Eine nur an einer Stelle ausgeführte negative Freilegung genügt keinesfalls.

Handelt es sich um einen Fall mit Hämatomverdacht während der ersten Tage nach dem Trauma, so empfiehlt es sich, als erstes auf der Seite einer eventuell vorhandenen Pupillenerweiterung bzw. kontralateral zu sonstigen neurologischen Ausfällen, im Temporalbereich ein Bohrloch anzulegen und dieses genügend zu erweitern, um auch die Basis der mittleren Schädelgrube und das untere Parietalgebiet einsehen zu können. Ist diese Freilegung negativ, so wird der Temporalbereich der anderen Seite kontrolliert. Erforderlichenfalls folgen schließlich Bohrlöcher im rückwärtigen Frontalgebiet und parieto-occipital, jeweils auf beiden Seiten.

Liegt das Trauma schon länger als eine Woche zurück, so ist es zweckmäßig, die ersten Bohrlöcher in den unteren Parietalbereich zu legen, da es sich dann meist um ein subdurales Hämatom handelt, das am häufigsten parietal liegt. Bleibt die Trepanation negativ, so folgt, sofern eine Verlegung in eine Spezialabteilung nicht möglich sein sollte, die Kontrolle der übrigen Regionen in ähnlicher Weise wie weiter oben schon beschrieben. Trifft man auf das Hämatom, so kann es auf die gleiche Weise entleert werden, wie dies im vorangegangenen Abschnitt beschrieben wurde.

Bei Verdacht auf ein supratentoriell gelegenes Hämatom können also bis zu 6 Probetrepanationen erforderlich werden, bis es gefunden ist oder ausgeschlossen werden kann. Daß dieses im angelsächsischen Schrifttum als Holzhackermethode bezeichnete Vorgehen eine erhebliche Belastung des Patienten bedeutet, bedarf keiner Begründung. Mit Ausnahme rasch fortschreitender akuter Hämatome, die eine unverzügliche Entleerung erfordern, ist es deshalb vorzuziehen, den Patienten in eine Spezialabteilung zu verlegen, die über die Möglichkeit der angiographischen Diagnostik verfügt.

An die seltenen *Hämatome der hinteren Schädelgrube* muß immer dann gedacht werden, wenn Nacken-Hinterkopf-Schmerzen, Nackensteife, eventuell Opisthotonus auftreten und röntgenologisch eine Fraktur der Hinterhauptsschuppe nachweisbar ist. Zerebellare Ausfälle sind nicht obligat. In diesen Fällen ist eine Freilegung der hinteren Schädelgrube von einem mittleren Längsschnitt aus angezeigt.

Die *Art der Betäubung* richtet sich nach dem Zustand des Patienten. Bei allen akuten und vielen subakuten Fällen ist die Intubationsnarkose allen anderen Verfahren vorzuziehen, weil sie freie Atemwege gewährleistet und jederzeit die Anwendung künstlicher Beatmung ermöglicht. Sind Störungen seitens der Atmung nicht mehr zu erwarten und läßt sich voraussagen, daß der Eingriff nicht lange dauern wird — beispielsweise wenn es sich um die Entleerung eines angiographisch nachgewiesenen einseitigen chronischen subduralen Hämatoms handelt — so genügt eine intravenöse Narkose mit einem kurzwirkenden Anaesthetikum bei gleichzeitiger Sauerstoffzufuhr über einen durch die Nase in den Rachen eingeführten Katheter. Nur noch selten, bei völlig bewußtseinsklaren Patienten mit chronischem subduralem Hämatom, bedienen wir uns ausschließlich der örtlichen Betäubung. Jede Bewußtseinseinschränkung birgt bei Durchführung von Eingriffen nur in Lokalanästhesie die Gefahr von Abwehrreaktionen des Patienten, die den Ablauf der Operation wesentlich stören können.

Um die Blutungsneigung der Weichteile zu vermindern und Narkotika zu sparen, wird die Kopfschwarte auch bei Eingriffen in Allgemeinnarkose mit einer 0,5%igen Novocainlösung und Suprareninzusatz infiltriert.

Postoperative Behandlung

Ist das raumbeengende Hämatom beseitigt, so folgt die weitere Behandlung des Patienten in allen wesentlichen Punkten den Grundsätzen, die ganz allgemein für die Behandlung von Patienten mit traumatischen Hirnschädigungen gelten. Gewisse Besonderheiten können sich natürlich ergeben — beispielsweise durch Wundheilungsstörungen, durch eine Nachblutung oder nach Entleerung eines chronischen subduralen Hämatoms durch den dann häufigen intrakraniellen Unterdruck —, doch wird die Linie der Allgemeinbehandlung dadurch wenig berührt.

Auf die eben erwähnten Besonderheiten soll hier nur stichwortartig eingegangen werden. Die Behandlung der Komplikationen nach Entleerung chronischer subduraler Hämatome ist bereits auf S. 95—98 beschrieben worden. *Nachblutungen* sind kenntlich an dem Wiederauftreten bzw. der erneuten Vertiefung einer Bewußtseinsstörung, oft auch an dem neuerlichen Hinzutreten von Pupillenstörungen und neurologischen Halbseitenzeichen. Sie erfordern sofortige Wiedereröffnung der Wunde. Die *Wundheilungsstörungen* sind nach den Regeln der allgemeinen Chirurgie zu behandeln. Vor allem ist es wichtig, bei sicherer Wundinfektion nach osteoplastischer Trepanation sich frühzeitig zur Entfernung des Knochenlappens zu entschließen. Der nach allen intrakraniellen Eingriffen erforderliche dichte Verschluß der Dura schützt in der Regel vor einem Übergreifen einer Infektion auf das Schädelinnere. Sollte es trotzdem zu einer *Meningitis* oder zu einem *Hirnabszeß* kommen, so wird in gleicher Weise behandelt, wie dies bei entsprechenden Komplikationen nach offenen Hirnverletzungen die Regel ist. Auf Einzelheiten einzugehen, würde zu weit vom Thema wegführen. Wir verweisen deshalb auf die Darstellungen von TÖNNIS u. a. in den Hand- und Lehrbüchern der Chirurgie und Neurochirurgie. In Zweifelsfällen wird immer die Möglichkeit gegeben sein, einen Neurochirurgen hinzuzuziehen bzw. den Patienten in eine Spezialabteilung zu verlegen.

Die *postoperative Allgemeinbehandlung* richtet sich in erster Linie nach der Bewußtseinslage und dem Grad der vegetativen Dekompensation. Wird der Patient bald nach dem Eingriff wach, bei in Ruhe kompensiertem Kreislaufverhalten, so regeln sich auch

Wasser-, Mineral- und Energieumsatz ohne besondere Maßnahmen im Rahmen der üblichen Ernährung. Man läßt Bettruhe einhalten, solange bei orthostatischer Belastung noch Kreislaufregulationsstörungen nachweisbar sind (TÖNNIS und LOEW), beginnt nach wenigen Tagen mit vorsichtig gesteigertem Kreislauftraining, zunächst in Form von Bürstenmassagen und leichter Bettgymnastik und läßt den Patienten schließlich mit Rückgang der Kreislaufregulationsstörung zunehmend länger aufstehen.

War eine schwerere Hirnschädigung eingetreten, unabhängig davon, ob primär durch die einwirkende Gewalt oder sekundär durch das Hämatom, so werden an Arzt und Pflegepersonal wesentlich höhere Anforderungen gestellt. Bei diesen oft lange bewußtlosen Patienten treten zu der Sorge um die Sicherung der Sauerstoffversorgung, der Stabilisierung des Kreislaufs und Verhinderung von Temperatursteigerungen, eine Reihe weiterer Aufgaben, von denen die wichtigsten aufgezählt werden sollen: Ausreichende Flüssigkeits- und Kalorienzufuhr, Ausgleich von posttraumatischen Störungen von Mineral- und Eiweißhaushalt, Verhinderung des Auftretens bronchopneumonischer Komplikationen und von Störungen seitens des Harntraktes, Dekubitusprophylaxe usw. Wir können hier verständlicherweise nur die leitenden Gesichtspunkte dieser Allgemeinbehandlung aufzeigen und müssen bezüglich mancher Einzelheiten auf die ausführlichen Darstellungen verweisen, die in den letzten Jahren von TÖNNIS und seinen Mitarbeitern veröffentlicht worden sind.

Sicherung der Sauerstoffversorgung: Muß nach Lage des Falles von vornherein erwartet werden, daß der Patient längere Zeit bewußtlos bleiben wird, so ist es zweckmäßig, sofern das nicht schon vorher geschehen mußte, ihn gleich im Zusammenhang mit der Hämatomentleerung zu tracheotomieren (FROWEIN, LINDGREN, LOENNECKEN, TÖNNIS, WERTHEIMER und DESCOTES u. a.).

Verhinderung von Komplikationen seitens der Lunge: Die Tracheotomie erleichtert es zwar wesentlich, die Luftwege durch Absaugen freizuhalten; doch ist es damit allein nicht möglich, das Absinken von Sekret in die feineren abhängigen Bronchialverzweigungen mit den daraus trotz Antibiotikaschutzes notwendig folgenden entzündlichen Komplikationen zu verhindern. Wenn die akute Kreislaufdekompensation überwunden ist, muß deshalb der Patient alle 3 Stunden umgelagert werden, im regelmäßigen Wechsel von der rechten Seitenlage in Rückenlage und dann in linke Seitenlage.

Stabilisierung des Kreislaufs, Regelung von Flüssigkeits-, Mineral-, Eiweißstoffwechsel und Kalorienzufuhr: Diese Maßnahmen sind so eng miteinander verknüpft, daß sie am zweckmäßigsten gemeinsam besprochen werden. Während der ersten Tage einer Bewußtlosigkeit besteht meist eine Magen-Darm-Atonie, so daß Flüssigkeitszufuhr und Ernährung durch Magensonde noch nicht möglich sind. Man ist deshalb auf intravenöse und subkutane Infusionen angewiesen. An Flüssigkeit sind 20 bis 30 ccm/kg Körpergewicht/Tag erforderlich. Das sind für Erwachsene täglich 1500 bis 2500 ccm. Die übliche sogenannte physiologische Kochsalzlösung ist als Infusionslösung unzweckmäßig, da sie zuviel Natrium enthält. Es besteht ohnehin in der ersten Zeit eine Tendenz zur Natriumretention und damit die Gefahr der Ödembildung. Man ersetze deshalb die Kochsalzlösung durch mehr Kalium enthaltende physiologische Elektrolytlösungen, beispielsweise Tutofusin B, in Kombination mit 5 bis 10% Traubenzucker. Außerdem sind tägliche Blut- oder Seruminfusionen bzw. Infusionen von Aminosäuregemischen wie z. B. Aminofusin zweckmäßig, um dem sonst regelmäßig eintretenden Albuminabfall im Serum entgegenzuwirken (FROWEIN u. a.). Die Bluteiweißverschiebungen sind ein weiterer Faktor, der die Abwanderung von Flüssigkeit aus dem Kreislauf in das Gewebe und damit die Entstehung von Hirnödem fördert. In jedem Fall ist es ratsam, die Natriumausscheidung etwa vom 2. Tag an durch Gaben von Diamox zu verstärken.

Ist die anfängliche Magen-Darm-Atonie abgeklungen und dauert die Bewußtseinsstörung an, so führt man die nötige Flüssigkeit und Nahrung in häufigen kleinen Portionen durch eine Magenverweilsonde zu, wobei der Übergang von der Infusions- zur Sondenernährung allmählich vollzogen werden muß, um den Verdauungstrakt nicht zu überlasten (Gefahr von Durchfällen, des Erbrechens und der Aspiration). Die Zugabe von Verdauungsfermenten ist wichtig.

Gegen Ende der 1. Woche beobachtet man bei den Schwerverletzten oft eine Abnahme des Tonus der gesamten Muskulatur und auch des Kreislaufes. Im Gegensatz zur Phase der anfänglichen Kreislaufzentralisation, wo die Gabe von kreislauftonisierenden Medikamenten kontraindiziert ist, können jetzt Präparate wie beispielsweise Novadral wesentlich zur Stabilisierung des Kreislaufs beitragen. Auch eine hormonelle Substitution mit Cortisonderivaten bei gleichzeitiger Gabe von Sexualhormon (um eine ungüstige Rückwirkung auf den Eiweißstoffwechsel auszugleichen) ist nun angezeigt, da es zu diesem Zeitpunkt meist zu einer Nebenniereninsuffizienz kommt.

Verhindern von Temperatursteigerungen: Auf die schädlichen Rückwirkungen einer Erhöhung der Körpertemperatur wurde schon wiederholt hingewiesen. Wir verweisen bezüglich der praktischen Durchführung der „Normothermiebehandlung" auf die auf S. 130 gegebene Beschreibung.

Verhinderung von Störungen seitens des Harntraktes: Bei bewußtlosen Patienten muß immer ein Dauerkatheter eingelegt werden. Manche Verschlechterung von Kreislauf und Atmung hat ihre Ursache in einer abnorm gefüllten Blase, weil diese einfache Maßnahme versäumt wurde. Der Gefahr einer Blaseninfektion muß mit Hilfe von Antibiotika im Wechsel mit Sulfonamiden entgegengewirkt werden.

Dekubitusprophylaxe: Der eben erwähnte Dauerkatheter ist auch für die Dekubitusprophylaxe unerläßlich, weil nur mit seiner Hilfe ein dauerndes Naßliegen des Patienten vermieden werden kann. Das schon wegen der Tracheotomie nötige 3stündliche Umlagern ist auch in diesem Zusammenhang von entscheidendem Wert. Auf die Notwendigkeit eines Wasserkissens sei hingewiesen. Hautpflege mit silikonhaltigen Salben, beispielsweise Silicoderm, schützt die Haut vor Mazeration.

Nachbehandlung und Rehabilitation: Mit Aufhellung des Bewußtseins spielen sich in der Regel auch die vegetativen Funktionen allmählich wieder ein. Die bis dahin zur Dämpfung von Unruhezuständen meist notwendige medikamentöse Dämpfung kann allmählich abgebaut werden. Es folgt das bereits auf S. 137 im Zusammenhang mit der Behandlung leichterer Hirnschädigungen beschriebene vorsichtig gesteigerte Kreislauftraining und das zeitlich dosierte Aufstehen. Zu frühzeitiges Belasten — dazu gehört auch eine vorzeitige Entlassung nach Hause — ist eine leider häufige Quelle schwerer Rückschläge. Die weitere Nachbehandlung und Wiedereingliederung in den Arbeitsprozeß (Rehabilitation) setzen ein sorgfältiges Anpassen der jeweiligen Beanspruchungen an die eingeschränkte Belastbarkeit des Organismus voraus.

Ergebnisse

Sowohl die Mortalität wie auch das Ausmaß eventueller Dauerfolgen sind neben Faktoren, die wie beispielsweise die Art des Hämatoms und die Schwere der primär durch das Trauma verursachten Hirnschädigung als gegeben hingenommen werden müssen, entscheidend davon abhängig, ob das Hämatom frühzeitig erkannt und entleert wird und ob durch zweckmäßige anfängliche wie auch postoperative Allgemeinbehandlung das Hinzutreten sekundärer Hirnschädigungen vermieden werden kann.

Die in der Besprechung des Schrifttums zusammengestellten Zahlenangaben sind gleichsam Mittelwerte, die sich aus den Angaben verschiedener Autoren und den Erfahrungen oft mehrerer Jahrzehnte ergeben. Es ist gar kein Zweifel daran möglich, daß sich diese Ergebnisse, dank der Weiterentwicklung auf diagnostischem und therapeutischem Gebiet, verbessern lassen und sicher vielerorts schon günstiger geworden sind, ohne daß dieses bereits seinen zahlenmäßig faßbaren Niederschlag gefunden hätte.

Für die Mortalität lassen sich unter den obigen Einschränkungen und Vorbehalten folgende mittlere Werte schätzen: Von den Patienten mit epiduralen Hämatomen können alle diejenigen gerettet werden, bei denen der Verlauf subakut bis chronisch ist. Bei den akuten Verlaufsformen liegt die Mortalität um 40%.

Bei den akuten subduralen Hämatomen muß mit einer Mortalität von im Mittel etwa 70% gerechnet werden (Streuung der Angaben von 38% bis 96%). Bei den subakuten liegen die Verhältnisse mit Zahlen um 20% wesentlich günstiger. Die Angaben bezüglich der chronischen subduralen Hämatome lassen eine mittlere Mortalität von etwa 10% erwarten.

Bei den akuten intrazerebralen und kombinierten Hämatomen liegen die entsprechenden Zahlen zwischen 80% und 90%, bei den subakuten um 50%.

Diese zum Teil erschreckend hohe Mortalität bedingt ebenso wie das bei den Überlebenden anfänglich oft schwere zerebrale Störungsbild eine außerordentliche seelische Belastung für alle, die an der Behandlung beteiligt sind, ganz besonders verständlicherweise für die Schwestern, bei denen dann mitunter der Eindruck entstehen mag, die schwere Betreuung dieser oft lange bewußtlosen Patienten sei im Grunde doch vergeblich. Da ist es die Aufgabe des Arztes, immer wieder darauf hinzuweisen, in welch überraschendem Maße die anfänglichen Ausfälle ausgeglichen werden können. Zwei Drittel aller Patienten mit epiduralen und subduralen Hämatomen werden wieder uneingeschränkt arbeitsfähig und praktisch beschwerdefrei. Und selbst von den Patienten mit intrazerebralen Hämatomen hatten im eigenen Krankengut alle diejenigen, die wir katamnestisch erfassen konnten, wieder in das Arbeitsleben zurückgefunden, wenn auch mit gewissen Einschränkungen und Beschwerden. Die Ergebnisse, die also schon jetzt durchaus ermutigend sind, lassen sich zweifellos noch weiter verbessern.

Literatur

ALAYZA ESCARÒD, F., P. CÉSAR POLO et O. M. VALLENAS, 1956: Hematomas intracerebrales traumaticos. Rev. Méd. Hosp. Obrero *5/1*, 76—89.

ALBERTINI, A. v., 1941: Zur Frage der traumatischen Genese der Pachymeningitis haemorrhagica interna. Schweiz. Zschr. Path. *4*, 442—454.

— 1942: Weitere Beiträge zur Pathogenese der idiopathischen Pachymeningitis haemorrhagica interna. Schweiz. Zschr. Path. *5*, 293.

ALBRECHT, K., und W. DRESSLER, 1956: Über serienangiographische Besonderheiten beim subduralen Haematom. Fortschr. Röntgenstr. *83*, 316.

ALLEN, A. M., B. P. DALY and M. MOORE, 1953: Subdural hemorrhage in psychotic patients. A study of 245 cases found among 3100 consecutive autopsies. J. Nerv. Ment. Dis. *82*, 193—196.

ARING, C. H., and J. P. EVANS, 1940: Aberrant location of subdural hematoma. Arch. Neurol. Psychiatr. (London) *44*, 1296—1306.

ARONSON, N., and J. RANSOHOFF, 1955: Chronic extradural hematoma of the posterior fossa. A case with a diagnostic pneumoencephalographic finding. Neurology (Minneapolis) *5/3*, 215—217.

ASK-UPMARK, E., 1940: Subduralhaematom. Nord. Med. 2357—2367.

ASTERIADÈS, T., 1948: Hémorrhagie extra-durale posttraumatique sans fracture du crâne. Lyon chir. *43*, 357—359.

BANNWARTH, A., 1949: Das chronische cystische Hydrom der Dura in seinen Beziehungen zum sogenannten traumatischen chronischen subduralen Haematom und zur Pachymeningitis haemorrhagica interna im Lichte der Relationspathologie. Sammlung psychiatrisch-neurol. Einzeldarstellungen. Stuttgart.

BAY, E., 1953: Die traumatischen Hirnschädigungen, in G. v. BERGMANN, W. FREY und H. SCHWIEGK: Handb. d. Inn. Med. *V/3*, 395—398. Berlin-Göttingen-Heidelberg: Springer-Verlag.

BELLER, A. J., and E. PEYSER, 1952: Extradural cerebellar hematoma. Report of 3 cases with review of the literature. J. Neurosurg. *9*, 291—298.

BERGERHOFF, W., 1952: Funktionelle Hirn-Angiographie in 2 Ebenen mit automatischer Apparatur. Rontgen-Bl. *6*, 261—270.

BERGMANN, E. v., 1880: Die Lehre von den Kopfverletzungen. Zbl. Chir. *8*.

— Der Hirndruck. Arbeiten aus der Chir. Klinik der Kgl. Universitat Berlin *I*, 1886 und *II*, 1887.

BETTAG, W., 1957: Über chronische subdurale Hämatome. Acta neurochir. (Wien) *5*, 68—81.

BISGAARD-FRANTZEN, C. F., 1953: L'hématome intracranienne par dilaceration cerebrale. Acta chir. Scand. *104*, 500—504.

— and M. DALBY, 1957: Acute subdural hematoma. Acta psychiatr. neurol. K'hvn. *32*, 117—124.

BJÖRKESTEN, G. AF, 1951: Extradural haematom i fossa cranii anterior. Nord. med. *46*, 1405—1408.

Bordi, S., and F. Paparo, 1956: Quadro di ematoma subdurale regredito spontaneamente. Riv. neurol. *26*, 188—193.

Boyd, D. A. Jr., and P. Merrell, 1943: Calcified subdural hematoma. J. Nerv. Ment. Dis. *98*, 609—617.

Brass, K., 1957: Über indirekte traumatische Rupturen der Hirnbasis-arterien. Frankf. Zschr. Path. *68*, 254—260.

Briesen, H. v., 1940: A head injury survey. Surg. Gyn. Obstetr. *71*, 633—642.

Brodin, H., 1951: Extradural hematomas. A survey of cases covering a 20-year period with special reference to diagnosis. Acta chir. Scand. *102*, 99—109.

Browder, J., 1943: Résumé of principal diagnostic features of subdural hematoma. Bull. N. Y. Acad. Med. *19*, 168—176.

— H. A. Kaplan, A. W. Cook and A. M. Rabiner, 1955: Regional edema of brain in subdural hematoma: electroencephalographic study. Transact. Amer. Neurol. Ass. *80*, 135—139.

— and F. Turney, 1942: Intracerebral hemorrhage of traumatic origin, its surgical treatment. N. Y. State J. Med. *42*, 2230—2240.

Bues, E., 1958: Zum zeitlichen Ablauf des traumatischen Hirnödems in Serien-Enzephalogrammen. Hefte z. Unfallheilk. *56*, 151—155. Berlin-Göttingen-Heidelberg: Springer-Verlag.

Bürkle de la Camp, H., 1951: Erfahrungen bei frischen traumatischen Hirnschädigungen. Langenbeck's Arch. klin. Chir. *270*, 392—398.

— 1959: Akute Allgemeinerscheinungen bei schweren Verletzungen. Zbl. Chir. *25*, 992—993.

Bull, J. W. D., 1940: Radiological diagnosis of chronic subdural hematoma. Proc. Roy. Soc. Med. (London) *33*, 203—224.

Busch, E., 1945: Nervesystemets traumatologie. 95. København: Munksgaard.

Bushe, K.-A., 1954: Über den Wert des Hirnstrombildes für die Diagnose des epiduralen Haematoms. Chirurg *25*, 133—536.

Cairns, H., 1935: Störungen der Sekretion und Resorption der Cerebro-spinalflüssigkeit und ihre Behandlung. Dtsch. Zschr. Nervenhk. *138*, 180.

Calliaw, L., 1959: Het traumatische epidurale hematoma van de achterste schedelgroeve: een moeilijke diagnose. Belg. Tijdschr. Geneesk. *17*, 940—943.

Campbell, E., R. D. Whitfield, and R. Greenwood, 1953: Extradural hematomas of the posterior fossa. An. cir. B. Aires *29*, 509—520.

Campbell, J. B., and J. Cohen, 1951: Epidural hemorrhage and the skull of children. Surg. Gyn. Obstetr. *92*, 257—280.

Chambers, J. W., 1951: Acute subdural hematoma. J. Neurosurg. *8*, 263—268.

Chavany, J. A., B. Pertuiset et B. Weil, 1953: A propos d'un coma très singulier. Collapsus cérébral spontané et hématome sous-dural secondaire. Presse méd., Paris *61*, 112—113.

— — —1954: Perturbations hydroélectrolytiques observées au cours de l'évolution d'un hématome spontané et récidivant. Bull. Soc. méd. hôp. Paris *70*, 752—753.

— — — et D. Hagenmüller, 1954: Les troubles humoreux observés aux cours de l'évolution d'un hématome sous-dural spontané et récidivant. Mschr. Psychiatr. *128*, 315.

CHIPAULT, 1897: „Maladie du crâne et de l'encéphale" in LE DENTU et DEBELT „Traité de chirurgie" I. éd. (zit. nach MELCHIOR).

CHRISTENSEN, E., 1944: Studies on chronic subdural hematoma. Acta psychiatr. neurol., København *19*, 69—148.

— 1945: Studier over kronisk subduralt hematom. København: Nyt nordisk forlag.

— 1956: Pathologie der intracraniellen Blutungen, in H. OLIVECRONA und W. TÖNNIS: Handbuch der Neurochirurgie, 3. Band, Berlin-Göttingen-Heidelberg: Springer-Verlag.

— 1956: Haematoma subdurale acutum und chronicum, in H. OLIVECRONA und W. TÓNNIS: Handbuch der Neurochirurgie, 3. Band, Berlin-Göttingen-Heidelberg: Springer-Verlag.

CHUSID, J. G., and DE GUTIÉRREZ-MAHONEY C. G., 1953: Ossifying subdural hematoma. J. Neurosurg. *10*, 430—434.

— — 1956: The electroencephalogram in head injuries with subdural hematoma. Neurology (Minneapolis) *6*, 11—21.

CIARLA, E., 1913: Beitrag zum pathologisch-anatomischen und klinischen Studium der Pachymeningitis cerebralis haemorrhagica. Arch. Psychiatr. *52*, 439—491.

CLARK, E. S., and W. GRODDY, 1953: Ipsilateral third cranial nerve palsy as a presenting sign in acute subdural hematoma. Brain, London *76*, 266—278.

CLARKE, E., and R. COOPER, 1954: Chronic subdural hematoma. Lancet *1*, London 1260—1263.

COONEY, J. F., and G. S. BAKER, 1953: Subdural hematoma following an operation on the spinal cord: Report of case. Proc. Staff Meet. Mayo Clin. *28*, 364—368.

COURJON, J., C. FRACHON et G. ALLEGRE, 1951: Etude EEG 17 hématomes sous-duraux. Electroencephalogr. *3*, 109.

COURVILLE, C. B., and E. W. AMYES, 1952: Late residual lesions of the brain consequent to dural hemorrhage. Report of two cases with old brain stem lesions verified at autopsy. Bull. Los Angeles Neurol. Soc. *17*, 163—176.

— and O. A. BLOMQUIST, 1940: Traumatic intracerebral hemorrhage. With particular reference to its pathogenesis and its relation to „delayed traumatic apoplexy". Arch. Surg. *41*, 1—28.

CRITCHLEY, M., and S. P. MEADOWS, 1932: Calcified subdural hematoma. Proc. Roy. Soc. Med. London *26*, 306.

DAVINI, V., 1957: Ematomi epidurali sopratentoriali subacuti e cronici. Rass. ital. chir. med. *6*, 917—924.

— e E. TARTARINI, 1955: Analisi clinica di 47 casi di ematoma sottodurale cronico emisferico, controllati chirurgicamente. Sistema nerv. *7*, 249—259.

DAWSON, R. E., J. E. WEBSTER, and E. S. GURDJIAN, 1951: Serial electroencephalography in acute head injuries. J. Neurosurg. *8*, 613—630.

DEGE, A., 1920: „Die gedeckten oder geschlossenen Hirnverletzungen" in H. KÜTTNER „Verletzungen des Gehirns". Neue deutsche Chirurgie, Band 18, Teil I. Stuttgart: Ferdinand Enke.

DE JONG, R. N., 1952: Delayed traumatic intracerebral hemorrhage. Arch. Neur. Psych. *48*, 257.

DELANNOY, E., et R. DEMAREZ, 1939: L'hypotension du liquide céphalo-rachidien consécutive aux traumatismes fermes du crâne. J. chir. Paris *53*, 449—460.

144 Literatur

DOTZAUER, G., und G. BONHOFF, 1951: Postintervalläre, recidivierend-progrediente Hirntraumafolgen (Spätapoplexie). Zbl. Neurochir. *11*, 152—165.

DRESSLER, W., und K. ALBRECHT, 1957: Klinische Betrachtungen zur Pathogenese des subduralen Hämatoms. Acta neurochir. (Wien) *5*, 46—67.

DUESBERG, R., und W. SCHRÖDER, 1944: Pathologie und Klinik der Kollapszustände. Leipzig.

DUPLAY, J., J. POSTEL, and R. COROMINE, 1957: Corticothérapie dans les suites des hématomes sous-duraux opérés. Neurochir. (Paris) *3*, 223—226.

DYKE, C. G., and L. M. DAVIDOFF, 1938: Chronic subdural hematoma. A roentgenographic and pneumencephalographic study. Bull. neurol. Inst. N. Y. *7*, 112—147.

ECHLIN, F., 1949: Traumatic subdural hematoma — acute, subacute and chronic. — An analysis of 70 operated cases. J. Neurosurg. *4*, 294—303.

ELLIS, F. F., 1938: Repeated extradural haemorrhage. M. J. Australia *25*, 262.

ERCHUL, J. W., and H. S. ROSENBERG, 1952: Ossified dural hematoma. U. S. Arm. Forc. Med. J. *3*, 733—739.

EVANS, J. P., 1950: Acute head injury. Amer. Lect. Ser. No. 60, Springfield.

FAGER, C. A., 1958: Subacute epidural hematoma. Surg. Clin. N. Amer., Lahey Clin. no. 877—883.

FALCONER, M. A., and F. SCHILLER, 1942: Middle meningeal haemorrhage after head injury without fracture of the skull. Lancet *1*, London, 532—533.

FASIANI, G. M., 1956: Cerebral angiography in acute brain injuries. Acta radiol. (Stockholm) *46*, 466—468.

FELTEN, H., 1959: Cerebrale Fettembolie, in W. TÖNNIS: Beiträge z. Neurochir. *1*, 106—114, Leipzig: J. A. Barth.

FERRARIS, M., und M. DE NEGRI, 1954: Sui disturbi psichici in cosso di ematoma endocranico sottodurale cranico. Sist. nerv. (Milano) *6*, 321.

FERRIER, S., et A. MEGEVAUD, 1955: L'hématome sous-dural chez l'enfant. (Valeur diagnostique de l'EEG.) Rev. méd. Suisse rom. *75*, 77—94.

FINZI, G., e A. LATERZA, 1956: Sul problema della localizzazione degli ematomi sottodurali. Un caso di ematoma subfrontale. Riv. neurol. *26*, 195—197.

FISCHER, R. G., J. K. KIM and E. SACHS, 1958: Complications in posterior fossa due to occipital trauma — their operability. J. Amer. Med. Ass. *167*, 176—182.

FLEMING, H. W., and O. W. JONES, 1932: Chronic subdural hematoma. Simple drainage a method of treatment. Report of 8 cases. Surg. Gyn. Obstetr. *54*, 81—87.

FRAZIER, C. H., 1935: The surgical management of chronic subdural hematoma. Ann. Surg. *101*, 671—689.

FRIEDLÄNDER, W., 1954: Clinical evaluation of focal depression of voltage in electroencephalography. Neurol. Clin. N. Y. *4*, 752—761.

FRIEDMANN, G., E. SCHMIDT-WITTKAMP und W. WALTER. 1959: Das Carotisangiogramm bei subduralen Haematomen unter besonderer Berücksichtigung der Altersbestimmung. Dtsch. Z. Nervenheilk. *179*, 589—602.

— — — 1960): Serienangiographische Befunde bei traumatischen intracerebralen Haematomen. Acta Neurochir. (Wien) *8*, 70—80.

— — — Zur Diagnose des epiduralen Haematoms im Carotisangiogramm. Im Druck.

FROWEIN, R., und G. HARRER, 1956: Richtlinien fur die Begutachtung vegetativer Störungen bei Hirnverletzten, in E. REHWALD: Das Hirntrauma. Stuttgart: G. Thieme.

— und H. BRILMAYER, 1959: Die Behandlung des Kreislaufs im akuten Stadium schwerer Hirnverletzungen, in W. TÖNNIS: Chirurgische Behandlung der frischen Schädelverletzungen. Leipzig: J. A. Barth.

— H. HIRSCH, D. KAYSER und W. KRENKEL, 1955: Sauerstoffverbrauch, Durchblutung und Vulnerabilität des Warmblutergehirns unter Megaphen. Arch. exper. Path. Pharmak. (Leipzig) *226*, 62—68.

— und LEHMANN, 1959: Die Bedeutung der initialen Sauerstoffversorgung bei schweren Kopfverletzungen. Zbl. Chir. *25*, 994.

— und F. LOEW, 1954: Potenzierte Narkose — kontrollierte Hypothermie — kontrollierte Blutdrucksenkung — Beobachtungen an neurochirurgischem Krankengut. Zbl. Neurochir. *14*, 325—344.

GABRIELLI, S., 1957: L'arteriografia nei trauma cranio-encefalici. Rass. ital. chir. med. *6*, 1237.

GANSHIRT, H., 1953: Hirndurchblutungsmessung beim Tumor cerebri. Verh. Dtsch. Ges. Kreisl.-forsch. *19*, 218—224.

— 1956: Die Bedeutung des Sauerstoffmangels fur die Klinik der intracraniellen Drucksteigerung. Habilitationsschrift Dusseldorf.

— 1957: Die Sauerstoffversorgung des Gehirns und ihre Störung bei der Liquordrucksteigerung und beim Hirnoedem. Monographien aus dem Gesamtgebiet der Neurologie u. Psychiatrie. Berlin-Göttingen-Heidelberg: Springer-Verlag.

— und W. TÖNNIS, 1956: Durchblutung und Sauerstoffverbrauch des Hirns bei intracraniellen Tumoren. Dtsch. Zschr. Nervenhk. *174*, 305—330.

GAGE, E. LYLE, 1952: Recurrent extradural cerebellar hematoma. Amer. J. Dis. Child. *84*, 82—83.

GARDNER, W. J., 1932: Traumatic subdural hematoma with particular reference to the latent interval. Arch. Neurol. Psychiatr. (Chicago) *27*, 847—858.

— 1935: Traumatic subdural hematoma; report of 22 cases. Ohio Med. J. *31*, 660—665.

GÉRARD-MARCHANT, 1881: Des épanchements sanguins intra-crâniens consécutifs an traumatisme. Thèse de Paris (zit. nach MELCHIOR).

GERLACH, J., 1949: Subduralhämatom und erniedrigter Schädelinnendruck. Dtsch. Zschr. Z. Nervenhk. *160*, 387—399.

— 1957: Erkennung, Behandlung und Prognose der intracraniellen Blutungen und Hamatome. Die subarachnoidalen Blutungen und die intracerebralen Hamatome. Med. Klin. *52*, 2031—2032 und 2035—2036.

— und H. W. STEINMANN, 1953: Hirnelektrische Befunde bei subduralen Hamatomen. Zbl. Neurochir. *13*, 107—113.

GIRARD, F., 1956: Les Hématomes sous-duraux. Étude expérimentale. Acta paediatr. (Uppsala) *45*, 618—632.

GLONING, K., und E. M. KLAUSBERGER, 1956: Angiographische Differentialdiagnosen zum subduralen Hamatom. Wien. klin. Wschr. *68*, 119—122.

GOINARD, P., et P. DESCUNS, 1947: Précisions sur les hématomes traumatiques juxtaduraux récents (D'après 116 cas personels). Lyon chir. *42*, 567—582.

— 1948: Les traumatismes de la tête (sans les plaies pénétrantes). Paris: Masson & Cie.

GOLDHAHN, R., 1930: Über ein großes, operativ entferntes, verkalktes, intracranielles Hämatom. Dtsch. Zschr. Chir. *224*, 323—331.

GORDY, D., 1948: Extradural hemorrhage of the anterior and posterior fossae. J. Neurosurg. *5*, 294—298.

GRANT, F. C., 1927: Chronic subdural haematoma. Ann. Surg. *86*, 485—493.

— 1935: Chronic subdural haematoma. J. Amer. Med. Ass. *105*, 845—849.

— and G. M. AUSTIN, 1950: The surgical treatment of spontaneous and traumatic intracerebral hemorrhage. Amer. J. Med. Sc. *219*, 237—241.

GRIPONISSIOTIS, B., 1955: Ossifying chronic subdural hematoma. J. Neurosurg. *4*, 419—420.

GROSS, S. W., 1955: Posterior fossa hematomas. J. Mount Sinai Hosp. N. Y. *22*, 286—289.

GROSSE-BROCKHOFF, F., 1950: Pathologische Physiologie. Heidelberg.

GUIOT, G., 1948: Les hématomes intracrâniens. Actualités de Neurochirurgie. Doin et Cie. édit.

GUILLAUMAT, L., P.-V. MORAX et G. OFFRET, 1959: Neuro-Ophthalmologie. Paris: Masson & Cie.

GURDJIAN, E. S., and J. E. WEBSTER, 1942: Extradural hemorrhage. Internat. Abstr. Surg. *75*, 206—220.

— — 1948: Traumatic intracranial hemorrhage. Amer. J. Surg. *75*, 82—98.

HANKE, H., 1939: Das subdurale Hämatom. Erg. Chir. *32*, 1—174.

HEMMER, R., 1957: Schädeltrauma und cerebrale Arteriographie. Dtsch. med. Wschr. *82*, 1802—1804.

— 1960: Der Liquordruck. Stuttgart: G. Thieme.

— 1960: Zur Therapie cerebraler Durchblutungsstörungen. Die Mediz. Welt. (Im Druck.)

HENSCHEN, C. 1912: Diagnostik und Operation der traumatischen Subduralblutung. Arch. klin. Chir. (Berlin) *99*, 67—106.

HOFFMANN, G. R., 1948: Contribution à l'étude de l'hématome sous-dural chronique. Acta chir. Belg. *47*, 569—591 u. 639—640.

HOLMES, W. H., 1928: Chronic subdural hemorrhage. Subdural hemorrhagic cyst, traumatic pachymeningitis hemorrhagica interna. Compression tardive, with report of cases. Arch. Neurol. Psychiatr. (London) *20*, 162—167.

HOLUB, K., 1955: Über die Bedeutung von Druckschwankungen im Schädelinneren für die Entstehung und Ausbreitung intracranieller Blutungen. Wien. Zschr. Nervenhk. *11*, 83—91.

— 1956: Epidurale Hämatome über der einen und akute subdurale Hämatome uber der anderen Großhirnhemisphare. Wien. Zschr. Nervenhk. *12*, 342—345.

HOOPER, R. S., 1954: Extradural hemorrhages of the posterior fossa. Brit. J. Surg. *42*, 19—26.

— 1959: Observations on extradural hemorrhage. Brit. J. Surg. *67*, 71—87.

HUBER, K., 1941: Über zwei Fälle von doppelseitigem subduralem Hämatom. Zbl. Chir. *68*, 295—297.

— 1950: Das chronische subdurale Haematom. Wien. med. Wschr. 626.

IMLER, JR. R. L., and F. M. SKULTETY, 1954: Subacute extradural hematomas. Ann. Surg. *140*, 194—196.

INGLIS, K., 1946: Subdural hemorrhage, cysts and false membranes: illustrating influence of intrinsic factors in disease when development of body is normal. Brain (London) *69*, 157—194.

INGRAHAM F. D., J. B. CAMPBELL, and J. COHEN, 1949: Extradural hematoma in infancy and childhood. J. Amer. Med. Ass. *140*, 1010—1013.

JACKSON, I. J., and T. J. SPEAKMAN, 1950: Chronic extradural hematoma. Neurosurg. *7*, 444—447.

JACOB, H., 1950: Zur Genese und Begutachtung der Pachymeningitis haemorrhagica interna. Zbl. Neurochir. *10*, 266—279.

JACOBSEN, H. H., 1955: Interhemispherically situated haematoma; case report. Acta radiol. (Stockholm) *43*, 235—236.

JAEGER, F., und W. GRILL, 1950: Zur Frage des sogenannten chronischen traumatischen subduralen Hamatoms. Med. Mschr. (Stuttgart) *4*, 353—359.

JASPER, H. H., J. KERSHMAN, and A. R. ELVIDGE, 1940: Electrencephalographic studies of injury to the head. Arch. Neurol. Psychiatr. (Chicago) *44*, 328—350.

— — — 1945: Electroencephalography in head injury. Res. Publ. Ass. Nerv. Ment. Dis. (N. Y.) *24*, 388—420.

JEFFERSON, G., 1921: Bilateral rigidity in middle meningeal hemorrhage. Brit. Med. J. *2*, 683.

JELSMA, F., 1930: Chronic subdural hematoma. Arch. Surg. *21*, 128—144.

JORES, L., 1898: Über die Beziehungen primarer subduraler Blutungen zur Pachymeningitis heamorrhagica. Verh. Dtsch. Path. Ges. *1*, 49—62.

— und H. LAURENT, 1901: Zur Histologie und Histogenese der Pachymeningitis haemorrhagica interna. Beitr. path. Anat. (Jena) *29*, 486—506.

KAPLAN, H. A., W. HUBER and J. BROWDER, 1956: Electroencephalogram in subdural hematoma. (A consideration of its pathophysiology.) J. Neuropath. *15*, 65—78.

KAUTZKY, R., und H. SCHRODER, 1955: Ungewohnliche Formen des epiduralen Hämatomes. Zbl. Neurochir. *15*, 196—199.

KEEGAN, J. J., 1933: Chronic subdural hematoma: Etiology and treatment. Arch. Surg. *27*, 629—644.

KENNEDY, F., and H. WORTIS, 1936: „Acute" subdural hematoma and acute epidural hemorrhage. A study of 72 cases of hematoma and 17 cases of hemorrhage. Surg. Gyn. and Obstetr. *63*, 732—742.

KILLIAN, H., und H. WEESE, 1954: Die Narkose. Stuttgart: G. Thieme.

KING, A. B. an J. W. CHAMBERS, 1952: Delayed onset of symptoms due to extradural hematomas. Surgery *31*, 839—844.

KLEMME, R. M., and R. M. STUCK, 1940: Subdural hematoma. J. Missouri Med. Ass. *37*, 347—351.

KLINGENSMITH, W., and H. C. VORIS, 1951: Surgical treatment of extracerebral hematoma in acute craniocerebral injury. Amer. J. Surg. *81*, 533—537.

KLINGLER, M., 1958: Dekompression bei Hirnodem nach Contusio cerebri. Helvet. chir. acta *25*, 176—184.

— und U. HEIM, 1953: Über das traumatische subdurale Hamatom. Praktische Hinweise. Praxis (Bern) *6*, 93—98.

— und H. R. SCHULTHEISS, 1958: Über die Blutungsquelle beim akuten subduralen Hämatom. Dtsch. Med. Wschr. *83*, 574—576.

KLUG, W., 1959: Das subdurale Hamatom, in W. TONNIS: Beitr. Neurochir. *1*, 62, Leipzig: J. A. Barth.

— F. LOEW und S. WÜSTNER: Zur Frage der Haufigkeit chronischer subduraler Hamatome nach Schadelverletzungen. Zbl. Neurochir. (im Druck).

KNIPPING, H. W., W. BOLT, H. VALENTIN und H. VENRATH, 1955: Untersuchung und Beurteilung von Herzkranken. Stuttgart: G. Thieme.

Koschewnikoff, A., und S. Fraenkel, 1926: Subjektive und objektive Ergebnisse einer encephalographischen Untersuchung. Zschr. Neurol. Berlin) *103*, 593—634.

Krauland, W., 1954: Histologische Untersuchungen zur traumatischen Genese der sog. Pachymeningitis haemorrhagica interna. Dtsch. Zschr. gerichtl. Med. *43*, 337—369.

— 1956: Verletzungen der Schlagaderzweige an der Mantelfläche des Großhirns durch stumpfe Gewalt ohne Schädelbruch als Quelle tödlicher subduraler Blutungen. Dtsch. Zschr. Nervenhk. *175*, 54—65.

Krayenbühl, H., und G. G. Noto, 1949: Das intracranielle subdurale Hämatom. Bern: Hans Huber.

— und H. R. Richter, 1952: Die cerebrale Angiographie. Stuttgart: Georg Thieme.

Kristiansen, K., 1948: Cerebral angiography in the diagnosis of intracranial hematomas. Surgery (S. Louis) *24*, 755—768.

Krönlein, R. U., 1895: Weitere Bemerkungen über die Lokalisation der Hämatome der A. meningea media und deren operative Behandlung. Bruns Beitr. klin. Chir. *13*, 466.

Krüger, D. W., 1958: Über das zerebelläre epidurale Hämatom. Zbl. Neurochir. *18*, 165—167.

Kühlmayer, R., 1947: Über das akute traumatische Subduralhämatom. Klin. Med. (Wien) *2*, 966—983.

Kuhlendahl, H., 1950: Klinische Beiträge zur Frage des subduralen Hydroms und Hämatoms. Zbl. Neurochir. *10*, 283—289.

Kunkel, P. A., und W. E. Dandy, 1939: Subdural hematoma: diagnosis and treatment. Arch. Surg. *38*, 24—54.

Laborit, H., 1954: Réaction organique à l'agression et choc. Paris.

LaLonde, A. A., and W. J. Gardner, 1948: Chronic subdural hematoma. Expansion of compressed cerebral hemispheres and relief of hypertension by spinal infection of physiologic saline solution. N. England J. Med. *239*, 493—496.

Laterza, A., ed A. Riccis, 1958: Rapporti tra disturbi psichici e riespansione cerebrale nel corso di ematoma sottodurale. Riv. neurol. Napoli *28*, 654.

Laudig, G. H., E. J. Browder and R. A. Watson, 1941: Subdural hematoma, a study of 143 cases encountered during a five-year period. Ann. Surg. *113*, 170—191.

Lazorthes, G., 1952: Les hémorragies intracrâniennes traumatique, spontanées et du premier âge. Paris: Masson & Cie., 1 vol.

— 1955: La paralysie totale du III. La mydriase unilatérale dans les traumatismes crâniens et dans l'engagement temporal. Etude anatomique. Conclusions pathogéniques et pratiques. Neurochirurgie (Paris) *1*, 52—69.

— 1956: Lés Hémorragies intracrâniennes. Paris: Masson & Cie.

— and L. Campan, 1958: Hypothermia in the treatment of craniocerebral traumatism. J. Neurosurg. *15*, 162—167.

— J. Géraud and H. Anduze, 1949: Hématomes sous-duraux chronique de l'adulte. Rev. neurol. (Paris) *81*, 856—857.

— — — 1951: Les aspects neurochirurgicaux de l'insolation l'hypotension céphalo-rachidienne et l'hématome sousdural. Rev. neurol. (Paris) *85*, 413—419.

Leary, T., 1934: Subdural hemorrhages. J. Amer. Med. Ass. *103*, 897—903.

LEBASCLE, J., A. MASSEBOEUF et R. ACQUAVA, 1956: Deux cas d'hématomes extraduraux posttraumatiques chez l'enfant. Similitude et particularités de leur aspect EEG. Rev. neurol. (Paris) *94*, 854—858.

LEBEAU, J., et R. HOUDART, 1947: Hernie temporale et collapsus cérébral. Sem. hôp. (Paris) *12*, 758—768.

LECHNER, H., 1957: Zur Klinik der subduralen Blutungen. Dtsch. Zschr. Nervenhk. *176*, 637—665.

LÉGER, J. L., CL. BERTRAND et M. DUFRESNE, 1958: The cerebral angiography in head injuries. J. Canad. Ass. Radiol. *9*, 8.

LENNARTZ, H., und H. R. MÜLLER, 1956: Die Klinik der subduralen Hamatome (unter besonderer Berucksichtigung der Frage Trauma und subdurales Hámatom). Chirurg *27*, 385—390.

LEVY, L. F., 1958: Subdural hematoma. East Afr. Med. J. *35*, 345—356.

LEVY, L. L., L. H. SEGERBERG, R. P. SCHMIDT, R. C. TURELL and E. ROSEMAN, 1952: The electroencephalogram in subdural hematoma. J. Neurosurg. *9*, 588—598.

LEWIN, W., 1949: Acute subdural and extradural haematoma in closed head injuries. Ann. Coll. Surg. England *5*, 240—274.

LEWIS, W. B., 1889: A text-book of mental diseases: with special reference to the pathological aspects of insanity. London: C. Griffin u. Co.

LIN, T. H., A. W. COOK and E. J. BROWDER, 1958: Intracranial hemorrhage of traumatic origin. Med. Clin. North America 603—610.

LINDGREN, E., 1954: Rontgenologie einschließlich Kontrastmethoden, in H. OLIVECRONA und W. TONNIS: Handbuch der Neurochirurgie. Berlin-Göttingen-Heidelberg: Springer-Verlag.

LINDGREN, ST. O., 1955: Tracheotomi vid skallskador. Svenska läkartidn. *52*, 1617—1620.

— 1960: Acute severe head injuries clinical diagnosis and classification with respect to early prognosis and treatment. Acta chir. Scand. Suppl. *254*, 1—49.

LINK, K. H., 1945: Traumatische sub- und intradurale Blutung — Pachymeningitis haemorrhagica. Jena: Gustav Fischer.

— 1958: Zur Kenntnis der Pachymeningitis haemorrhagica interna und des pachymeningitischen Haematoms der Dura mater. Mschr. Unfallhk. *61*, 194—212.

LÒHR, W., 1936: Hirngefäßverletzungen in arteriographischer Darstellung. Zbl. Chir. *63*, 2466—2482 und 2593—2608.

LOENNECKEN, S. L., 1954: Wiederbelebung in der praktischen Durchfuhrung. Anaesthesist *6*, 1. 9.

— 1959: Die Behandlung des Respirationsapparates im akuten Stadium der schweren Schädelhirnverletzungen, in W. TONNIS: Beitrage z. Neurochir. *1*, 15—23. Leipzig: J. A. Barth.

LOEW, F., 1949: Akute und subakute Störungen der zentralen Kreislaufregulation nach gedeckten Hirnverletzungen. Zbl. Neurochir. *9*, 128—131.

— 1949: Über Störungen der zentralen Kreislaufregulation bei intracraniellen raumbeengenden Prozessen. Zbl. Neurochir. *9*, 132—136.

— 1950: Behandlungsergebnisse bei gedeckten Hirnverletzungen auf Grund von Nachuntersuchungen. Langenbeck's Arch. Klin. Chir. *204*, 374—378.

— 1950: Die gedeckte Hirnschadigung als anatomisches und klinisches Problem. Zbl. Neurochir. *10*, 131—149.

— 1950: Sekundäre Schädigung des Hirnstammes bei Schädelverletzungen. Zbl. Neurochir. *10*, 336—340.

Loew, F., 1951: Leitende Gesichtspunkte für die Behandlung der frischen gedeckten Hirnschädigung. Dtsch. med. Wschr. *76*, 1261—1264.
— 1952: Spätere Komplikationen nach gedeckten traumatischen Hirnschädigungen. Zbl. Neurochir. *12*, 27—34.
— 1953: Folgen der gedeckten Hirnschädigungen. Ärztl. Praxis *5*, 48.
— 1953: Verhütung postoperativer Komplikationen durch Ganglienblocker. Langebeck's Arch. Klin. Chir. *276*, 702—705.
— 1954: Anaesthesie und Nachbehandlung bei Hirnoperationen. Anaesthesist *3*, 145—148.
— 1956: Die Behandlung der offenen und gedeckten Hirnschädigungen während der neurochirurgischen Phase, in E. Rehwald: Das Hirntrauma. Stuttgart: Georg Thieme.
— 1956: Leitende Gesichtspunkte für die Behandlung der frischen gedeckten Hirnverletzungen, in E. Rehwald: Das Hirntrauma. Stuttgart: Georg Thieme.
— 1958: Wandlungen des Commotionsbegriffes seit Reichhardt. Hefte Unfallhk. (Berlin) *56*, 108—119.
— 1959: Anzeigestellung zur operativen Behandlung der Schädigung des Nervus opticus, in W. Tönnis: Beiträge z. Neurochir. *1*, 101—106. Leipzig: J. A. Barth.
— und R. A. Frowein, 1954: Potenzierte Narkose — kontrollierte Hypothermie — kontrollierte Blutdrucksenkung — Beobachtungen an neurochirurgischem Krankengut. Zbl. Neurochir. *14*, 325—344.
Lofstrom, J. E., J. E. Webster, and E. S. Gurdjian, 1955: Angiography in evalution of intracranial trauma. Radiology *65*, 847—855.

Marossero, F., e P. E. Maspes, 1952: Reperti EEG in 20 casi di ematoma sottodurale cronico. Sistema nerv. *4*, 491—498.
Maspes, P. E., 1955: Considerazioni sulla diagnostica ed il trattamento degli ematomi subdurali posttraumatici. Boll. Soc. piemont. ostetr. ginec. *25*, 733—743.
— G. Kluzer e V. A. Fasano, 1952: Considerazioni sulla diagnosi ed il trattamento chirurgico dell'ematoma subdurale cronico. Boll. Soc. piemont. ostetr. ginec. *22*, 332—340.
Mateos, J. H., and R. Daly, 1958: Subdural hematoma; analytical study of 123 cases. South. Med. J. *51*, 94—97.
Mattei, C. H., et J. E. Paillas, 1944: Hématome traumatique intracérébral associé à un double hématome extra- et sousdural. Opération. Guérison. Presse méd. (Paris) *52*, 186.
Maupin, J. M. A., 1956: L'angiographie carotidienne dans les traumatismes crâniens récents. Diss. Bordeaux.
McElwee, R. S., and B. S. Ray, 1950: The control of acute subdural hemorrhage by injection of saline into the spinal subarachnoid space. J. Neurosurg. *7*, 278—280.
McKenzie, K. G., 1932: A surgical and clinical study of nine cases of chronic subdural hematoma. Canad. med. Ass. J. *26*, 534—544.
— 1938/39: Extradural haemorrhage. Brit. J. Surg. *26*, 346—365.
McLean, J. A., and L. F. Levy, 1955: Calcified subdural hematoma. Neurology *5*, 520—524.
McLaurin, R. L., and B. H. McBride, 1956: Traumatic intracerebral hematoma. Review of 16 surgically treated cases. Ann. Surg. *143*, 294—305.

MEALEY J. Jr., 1960: Acute extradural hematomas without demonstrable skull fractures. J. Neurosurg. *17*, 27—34.

MELCHIOR, E., 1916: Die Verletzungen der intracraniellen Blutgefäße, in P. v. BRUNS: Verletzungen des Gehirns. Neue Deutsche Chirurgie, Bd. 18, Teil 2. Stuttgart: Ferdinand Enke.

METZ, E., 1939: Zur Diagnose des ein- und doppelseitigen subduralen Hämatoms. Zbl. Neurochir. *4*, 99—102.

MICHEELS, L. J., 1953: Catatonic syndrome in case of subdural hematoma. J. Nerv. Ment. Dis. *117*, 123—129.

MITTENZWEIG, 1889: Subdurale Blutungen aus abnorm verlaufenden Gehirnvenen. Zbl. Neur. *8*, 193—196.

MONIZ, E., 1940: Die cerebrale Arteriographie und Phlebographie. Berlin-Göttingen-Heidelberg: Springer-Verlag.

MOODY, W. B., 1920: Traumatic fracturs of the cranial bones. J. Amer. Med. Ass. *74*, 511—512.

MORSIER, G. DE, 1937: Les hématomes de la dure-mère. Rev. neurol. (Paris) *68*, 665—700.

— 1938: Diagnostic et traitement des hématomes de la dure-mère. Paris med. *II*, 224—228.

MOSBERG, W. H. JR., and G. W. SMITH, 1952: Calcified solid subdural hematoma. Review of literature and report of an unusual case. J. Nerv. Ment. Dis. *115*, 163—173.

MUNRO, D., 1942: Cerebral subdural hematomas. N. England J. Med. *227*, 87—95.

— and G. L. MALTBY, 1941: Extradural haemorrhage: A study of 44 cases. Ann. Surg. *113*, 192—203.

— and H. H. MERRIT, 1936: Surgical pathology of subdural hematoma. Arch. Neurol. Psychiatr. (Chicago) *35*, 64—78.

MUSSLER, K. H., und R. SCHWARZ, 1955: Diagnose und operative Beseitigung eines 13 Tage alten epiduralen Hämatoms. Nervenarzt *26*, 489—491.

NORA, P. F., and P. R. ROSENBLUTH, 1957: Chronic extradural hematoma. Amer. J. Surg. *94*, 628—631.

NORDLIE, R., 1958: Chronic subdural hematoma. With particular reference to the diagnosis. Oslo: Johan Grundt Tanum Forlag.

NORMAN, O., 1956: Angiographische Differenzierung zwischen akuten und chronischen subduralen und extraduralen Hämatomen. Acta radiol. (Stockholm) *46*, 371—378.

OKONEK, G., 1942: Die Röntgenuntersuchung des Schädels bei Schädelgrundbruchen, mit besonderem Hinweis auf die Spaltbrüche der hinteren Schädelgrube. Bruns' Beitr. Klin. Chir. *173*, 177—202.

— 1950: 2. Jahresversammlung der Dtsch. Ges. f. Neurochir. 1949. Zbl. Neurochir. *10*, 264.

— 1950: Spätergebnisse nach operativer Behandlung des chronischen subduralen Hämatoms. Bruns' Beitr. Klin. Chir. *180*, 521—532.

OLIVECRONA, H., und W. TÖNNIS: Handbuch der Neurochirurgie. Berlin-Göttingen-Heidelberg: Springer-Verlag: (im Erscheinen).

OPITZ, E., 1941: Über akute Hypoxie. Erg. Physiol. *44*, 315.

— und M. SCHNEIDER, 1950: Über die Sauerstoffversorgung des Gehirns und den Mechanismus von Mangelwirkungen. Ergeb. Physiol. *46*, 126—260.

PAILLAS, J. E., et R. NAQUET, 1953: Corrélations électro-anatomocliniques aux cours des hématomes sous-duraux. Rev. neurol. (Paris) *83*, 602—608.

— et G. PIGANIOL, 1950: Hématomes sous-duraux. A propos de 35 observations. Marseille chir. *2*, 53—72.

PECKER, J., 1957: Les hématomes frontaux. Rev. praticien (Paris) *7*, 1425—1431.

— A. JAVALET et J. TUGET, 1958: Le réflexe pollico-mentonnier dans les hématomes sous-duraux. Rev. neurol. (Paris) *98*, 65—70.

PEGKER, J., JAWALET, A. et G. LE MENN, 1959: L'hématome extradurale. Réflexions sur une série de 111 cas personnels. Neuro-Chirurgie (Paris) *5/4*, 428—449.

PEET, M. M., 1935: Diskussion zu Grant: Chronic subdural hematoma. J. amer. med. Ass. *105*, 849.

PETERS, G., 1951: Spezielle Pathologie der Krankheiten der zentralen und peripheren Nervensystems. Stuttgart: Georg Thieme.

— 1951: Die Pachymeningitis haemorrhagica interna, das intradurale Hämatom und das chronische subdurale Hämatom. Eine klinische, pathologische, pathogenetische, differentialdiagnostische und versicherungsmedizinische Betrachtung. Fortschr. Neur. *19*, 485—542.

PETIT-DUTAILLIS, D., G. GUIOT, B. PERTUISET et Y. LE BESNERAIS, 1956: Les hématomes extra-duraux de la fosse cérébelleuse. Presse méd. (Paris) *64*, 521—524.

— R. MESSIMY, J. PECHER et P. NAMIN, 1953: Les hématomes sous-duraux à symptomatologie frontale. Presse méd. (Paris) *61*, 487—489.

— B. PERTUISET et J. ROUGERIE, 1952: Intérêt de l'angiographie cérébral comme moyen de diagnostic et de localisation des hématomes intracrâniens de l'étage sous tentoriel. Présse méd. (Paris) *60*, 712—715.

PHILIPPIDES, D., B. MONTRIEUL and STEIMLÉ, 1953: Traitement de l'hématome sous-dural chronique. Etude de 31 observations personelles. J. chir. (Paris) *69*, 947—960.

PIA, H. W., 1959: Das akute subdurale Haematom, in W. TÖNNIS: Beitr. z. Neurochir. *1*, 71—72. Leipzig: J. A. Barth.

PICKLES, W., 1941: Head injuries. (Observations based on a study of 554 patients.) N. England J. Med. *224*, 139—142.

POPPEN, J. L., 1955: Chronic subdural hematomas. Geriatrics Minneapolis *10*, 49—51.

— and R. E. STRAIN, 1952: Chronic subdural hematomas. Surg. Clin. N. America 791—799.

POURPRE, TOURNOUX et REBUFFAT, 1957: Hématome sous-dural de la fosse postérieure. Neurochirurgie: Masson & Cie. (Paris) *3*, 200—202.

PUECH, P., 1950: Traumatismes cranio-cérébraux. Paris: A. Legrand & Cie. Edit.

— G. C. BOUNES et P. LUQUET, 1947: Le hématomes sous-duraux chroniques latents. Signes neuro-psychiques et étude EEG. Ann. méd.-psychol. (Paris) *11*, 158—165.

— E. KREBS, DE FONT-REAULX et S. THIEFFRY, 1936: Œdème cérébral et méningite séreuse traumatiques ayant simulé un hématome extradural chez l'enfant. Grant volet décompressif. Guérison. Rev. neurol. (Paris) *65*, 980—983.

PUTNAM, T. J., and H. CUSHING, 1925: Chronic subdural hematoma. Arch. Surg. *11*, 329—393.

RAAF, J., 1948: Massive extradural hematoma. Amer. J. Surg. *76*, 567—577.

RAND, C. W., 1927: Chronic subdural hematome. Report of 7 cases. Arch. Surg. *14*, 1136—1165.

REICHERT, F. L., and E. J. MORRISSEY, 1941: Extradural venous hemorrhage. Ann. Surg. *113*, 204—208.

REISNER, H., und E. SCHERZER, 1958: Subdurale Hämatome unter dem Bild zerebraler Insulte. Wien. klin. Wschr. *70*, 918.

RIECHERT, T., 1949: Die Arteriographie der Hirngefäße. 2. Aufl. Munchen-Berlin: J. F. Lehmann.

RITZMANN, M., 1958: Die cerebrale Fettembolie. Psychiatr. et Neurol. (Basel) *135*, 301—342.

ROBERTSON, F., 1900: A textbook of pathology in relation to mental diseases. Edinburgh: W. F. Clay.

ROBERTSON, G. M., 1893: The formation of subdural membranes or pachymeningitis haemorrhagica. J. Ment. Sc. (London) *39*, 203 und 368.

RODIN, E. A., R. G. BICKFORD and H. J. SVIEN, 1953: Electroencephalographic findings associated with subdural hematoma. Review of 45 cases. Arch. Neurol. Psychiatr. (Chicago) *69*, 743—755.

ROTTGEN, P., 1959: Impressionsbruche und akute Hämatome, in W. TONNIS: Beitr. z. Neurochir. *1*, 56. Leipzig: J. A. Barth.

ROKITANSKY, C. v., 1844: Handbuch der pathologischen Anatomie. Braumüller und Seide (Wien) *2*, 717.

SCARCELLA, G., 1960: Cerebral Fat Embolism in the Differential Diagnosis with other Post-traumatic Cerebral Lesions. Acta Neurochir. (Wien) *8*, 1—9.

SCHALTENBRAND, G., und H. WOLFF, 1959: Die Produktion und Zirkulation des Liquors und ihre Störungen, in H. OLIVECRONA und W. TÖNNIS: Handbuch der Neurochirurgie, Band 1, Teil 1, 150. Berlin-Göttingen-Heidelberg: Springer-Verlag.

SCHEID, W., 1953: Die Zirkulationsstörungen des Gehirns und seiner Haute. Handb. d. Inn. Med. 4. Aufl., Band 5, Teil 3. Berlin-Göttingen-Heidelberg: Springer-Verlag.

— 1957: Zirkulationsstorungen des Gehirns und seiner Haute und senile Erkrankungen, in R. COBET, K. GUTZEIT und H. E. BOCK: Klinik der Gegenwart. Handbuch der praktischen Medizin. München-Berlin: Urban & Schwarzenberg.

SCHIEFER, W., 1956: Der diagnostische Wert einer funktionellen Serienangiographie bei intrakraniellen Prozessen. Acta radiol. (Stockholm) *46*, 299—309.

— 1956: Klinische Beobachtungen beim chronischen subduralen Haematom. Hefte Unfallheilk. *55*, 119—121.

SCHNEIDER, M., 1948: Der periphere Kreislauf. Fiat. Rev. *57*, 79.

SCHNEIDER, R. C., E. A. KAHN and E. C. CROSBY, 1951: Extradural hematoma of the posterior fossa. Neurology (Minneapolis) *1*, 386—393.

— L. J. LEMMEN and B. K. BAGCHI, 1953: Syndrome of traumatic intracerebellar hematoma. J. Neurosurg. *10*, 122—137.

— and J. S. TYTUS, 1955: Extradural hemorrhage: Factors responsible for the high mortality rate. Ann. Surg. *142*, 938—948.

SCHROEDER, A. H., R. ARANA und J. SAN JULIAN, 1951: Hematoma subdural optoquiasmático. Ann. Fac. med. (Montevideo) *36*, 17—20.

Schüller, A., 1935: Haematoma durae matris ossificans. Fortschr. Röntgenstr. *51*, 119—124.

Schulze, A., 1957: Seltene Verlaufsformen epiduraler Haematone. Zbl. Neurochir. *17*, 40—47.

Seitz, J., 1954: Beitrag zur Diagnose und Therapie des sogenannten chronischen subduralen Hämatoms. Nervenarzt *25*, 379.

Shenkin, H. A., 1953: Circulation in postoperative hypotension. J. Neurosurg. *10*, 48—51.

— and F. C. Grant, 1948: Middle meningeal hemorrhage. Amer. J. Surg. *75*, 704—708.

Sigwart, H., 1950: Zur Symptomatologie des subduralen Hämatoms. Zbl. Neurochir. *10*, 290.

Sjöqvist, O., und A. Kessel, 1937: Über das subdurale Haematom. Arch. klin. Chir. *189*, 482—485.

Smith, G. W., W. H. Mosberg, E. T. Pfeil and R. H. Oster, 1950: The electroencephalogram in subdural hematoma. J. Neurosurg. *7*, 207—218.

Spatz, H., 1950: 2. Jahresversammlung der Dtsch. Ges. f. Neurochir. 1949. Zbl. Neurochir. *10*, 272.

Sprockhoff, H., 1938: Erniedrigung des Schädelinnendruckes. Nervenarzt *11*, 609—613.

— 1940: Postoperative Zustände von Erniedrigung des Schädelinnendruckes bei Hirnoperierten. Beitrag zur Pathophysiologie des Liquorsystems. Nervenarzt *13*, 341—350.

Stein, J. M., 1952: Cerebral angiography in diagnosis of subdural hematoma. Neurology *2*, 389—394.

Steinmann, H. W., 1959: EEG und Hirntrauma. „Arbeit und Gesundheit“, Heft 69. Stuttgart: Georg Thieme.

— und A. Jost, 1955: Über einen ungewöhnlichen hirnelektrischen Befund bei einem subduralen Hämatom. Zbl. Neurochir. *15*, 329—332.

Streli, R., 1957: Epidurale Haematome. Klin. Med. *12*, 197—201.

Sullivan, J. F., J. A. Abbott and R. S. Schwab, 1951: The electroencephalogram in cases of subdural hematoma and hydroma. EEG Clin. Neurophysiol. *3*, 131—140.

Sunder-Plassmann, P., 1948: Zur Behandlung des subduralen Hämatoms. Dtsch. med. Wschr. *73*, 185—187.

Taarnhoj, P., 1955: Chronic subdural hematoma. Historical review and analysis of 60 cases. Cleveland Clin. Quart. *22*, 150—156.

Tengesdal, M., 1957: Epidurale Hematomes. Nord. Med. *58*, 1569—1573.

Thomas, F., E. van der Eecken and W. van Heche, 1956: Détermination approximative de la date d'un traumatisme crânien par l'étude histologique des parvis d'un hématome sous-dural enkysté. Ann. méd. lég. *36*, 72—78.

Tönnis, W., 1934: Erkennung und Behandlung des intraduralen Hämatoms. Zbl. Chir. *61*, 2548—2550.

— 1935: Behandlung stumpfer Kopfverletzungen. Nervenarzt *8*, 573—576.

— 1939: Anzeigestellung zur Arteriographie und Ventrikulographie bei raumbeengenden intracraniellen Prozessen. Münch. med. Wschr. *86*, 116—117.

— 1942: Richtlinien für die Behandlung der Schußverletzungen des Gehirns und die Beurteilung ihrer Folgezustände. München und Berlin: J. F. Lehmann.

Tönnis, W., 1947: Die Behandlung der frischen gedeckten Hirnverletzung. Zbl. Chir. *72*, 803—811.

— 1948: Die Chirurgie des Gehirns und seiner Haute, in M. Kirchner und O. Nordmann: Die Chirurgie, Band 3. Wien: Urban & Schwarzenberg.

— 1948: Sekundäre Bewußtseinsstorungen bei frischen Hirnverletzungen. Zbl. Chir. *3*, 330.

— 1948: Pathogenese und Klinik der gedeckten Hirnverletzungen. Ärztl. Forschung *2*, 179—191.

— 1950: Klinische Beobachtungen bei zentralen Störungen der Kreislaufregulation. Dtsch. Zschr. Nervenhk. *162*, 175—184.

— 1950: Beobachtungen an frischen gedeckten Hirnschadigungen. Langenbeck's Arch. Klin. Chir. *264*, 368—374.

— 1951: Zur Behandlung der frischen, gedeckten, traumatischen Hirnschadigungen. Langenbeck's Arch. Klin. Chir. *270*, 372—384.

— 1951: Klinik der offenen und gedeckten Hirnschadigungen. Chirurg. *22*, 197—203.

— 1954: Die Operationen am Schadelteil des Kopfes und am Gehirn, in Bier-Braun-Kummel: Chirurgische Operationslehre, 7. Aufl., Bd. II. Leipzig: J. A. Barth.

— 1959: Inwieweit ist die Kontrastmitteldiagnostik bei frischen Kopfverletzungen notwendig bzw. berechtigt? Hefte Unfallhk. (Berlin) *60*, 99—106.

— und R. A. Frowein, 1956: Die Versorgung frischer Kopfverletzungen. Wien. klin. Wschr. *106*, 933—937.

— — 1959: Erste Hilfe und Behandlung bei schweren Kopfverletzungen. Klin. Med. (Wien) *11*, 493—504.

— und F. Loew, 1948: Wie laßt sich die Luftdarstellung des Subduralraumes zu einer praktisch brauchbaren Methode entwickeln? Dtsch. Zschr. Nervenhk. *159*, 537—550.

— — 1949: Untersuchungen uber das Vorkommen von Kreislaufregulationsstörungen bei intracraniellen raumbeengenden Prozessen. Ärztl. Forschg. (Worishofen) *18*, 449—456.

— — 1953: Einteilung der gedeckten Hirnschadigungen. Ärztl. Praxis *5*, 36.

— — 1957: Raumbeengende Prozesse im Innern des Schadels, in R. Cobet, K. Gutzeit und H. E. Boch: Klinik der Gegenwart. Handbuch der praktischen Medizin. Munchen-Berlin: Urban & Schwarzenberg.

— — und H. Bormann, 1949: Die Bedeutung der orthostatischen Belastungsprobe (Schellong) fur die Erkennung und Behandlung gedeckter Hirnverletzungen. Klin. Wschr. *27*, 390—394.

— und W. Schiefer, 1956: Konservative oder operative Behandlung der Subarachnoidalblutung. Medizinische (Stuttgart) *35*, 1175—1178.

— — 1958: Die Komplikationen bei Angiographie der Hirngefäße. Fortschr. Neurol. *26*, 265—300.

— — 1959: Zirkulationsstörungen des Gehirns im Serienangiogramm. Berlin-Göttingen-Heidelberg: Springer-Verlag.

— — und W. Walter, 1957: Zur Differentialdiagnose intracranieller Blutungen. Dtsch. Zschr. Nervenhk. *176*, **666**.

— E. Seifert und T. Riechert, 1938: Kopfverletzungen. München: J. F. Lehmann.

Tönnis, W., und H. W. Steinmann, 1951: Die Bedeutung der Anisokorie bei frischen gedeckten Hirnschädigungen. Zbl. Neurochir. *11*, 146—151.

Trotter, W., 1914: Chronic subdural haemorrhage of traumatic origin, and its relation to pachymeningitis haemorrhagica interna. Brit. J. Surg. *2*, 271—291.

Trowbridge, W. V., R. W. Porter, and J. D. French, 1954: Chronic extradural hematomas. Arch. Surg. (Chicago) *69*, 824—830.

Turell, R. C., L. L. Levy, and E. Roseman, 1956: The value of the electroencephalogram in selected cases of subdural hematoma. J. Neurosurg. *13*, 449—454.

Ugelli, L., e Jr. A. Chiasserini, 1951: Ematomi endocranici (dali clinicostatistico su 42 casi operati). Lav. neuropsichiat. *9*, 389—419.

Umbach, W., 1957: Zur Behandlung des chronischen intraduralen Haematoms. Arch. klin. Chir. *287*, 666—669.

Verbiest, H., 1956: Omissies in de diagnostiek en behandling von hersenletsels. Ned. tschr. Geneesk. *100*, 3767—3768.

Vincent, C., 1937: Sur le diagnostic et le traitement des hématomes intraduraux. Ann. méd., jurin *42*, 37—49.

Virchow, R., 1857: Das Hämatom der Dura mater. Verh. Phys.-Med. Ges. (Würzburg) *7*, 134—142.

Voris, H. C., 1940: Extradural haemorrhage formation from a tear in the lateral sinus simulating middle meningeal haemorrhage; report of a case. Arch. Neurol. Psychiatr. (London) *43*, 609.

— 1947: The surgical treatment of extradural hematoma. J. Internat. Coll. Surgeons (Chicago) *10*, 655—660.

Wakely, C. P. G., and T. K. Lyle, 1934: The problem of extradural haemorrhage. Ann. Surg. *100*, 39—50.

Walkenhorst, A, 1959: Intracranielle Blutungen im Hirnstrombild, in W. Tönnis: Beitr. Neurochir. *1*, 73—78. Leipzig: J. A. Barth.

Wanke, R., 1938: Zur Erkennung der chronischen subduralen Blutung. Zbl. Chir. *65*, 958—963.

— 1947: Okulomotorische Störungen nach traumatischen Hirnschädigungen, ihre diagnostische und prognostische Bedeutung. Dtsch. med. Wschr. *72*, 593—595.

— 1948: Pathologische Physiologie der frischen gedeckten Hirnverletzungen, insbesondere der Hirnerschütterungen. Klinische, anatomische und experimentelle Befunde. Stuttgart: G. Thieme.

— 1950: Zur Pathophysiologie der Contusio cerebri. Langenbeck's Arch. klin. Chir. *264*, 380—391.

— 1952/53: Therapie der Commotio und Contusio cerebri und ihrer Folgezustände. Therap.woche (Karlsruhe) *3*, 53—57.

— 1959: Das pathophysiologische Syndrom des traumatischen Hirnschadens. Dtsch. med. Wschr. *84*, 137—142.

Weber, W., 1955: Das akute subdurale Haematom. Zbl. Chir. *80*, 1913 bis 1919.

Webster, J. E., R. E. Dawson, and E. S. Gurdjian, 1951: The diagnosis of traumatic intracranial hemorrhage by angiography. J. Neurosurg. *8*, 368—376.

Wegelin, C., 1938: Über die traumatische Entstehung der Pachymeningitis haemorrhagica interna. Schweiz. med. Wschr. *1*, 515.

WEPLER, W., 1954: Zur Pathogenese und Begutachtung des chron. Haematoms der Dura mater. Zbl. allg. Path. *91*, 406—412.

WERTHEIMER, P., et J. DECHAUME, 1949: Les hématomes sous-duraux calcifiés. Acta psychiatr. neurol. K'hvn *24*, 731—742.

— et J. DESCOTES, 1956: La trachéotomie dans les traumatismes crâniens graves. Lyon chir. *51*, 268—272.

— A. LEVY, C. LAPRAS et G. TUSINI, 1958: Les aspects angiographiques des épanchements intracrâniens traumatiques. Lyon chir. *54*, 482.

— L. MANSUY, J. LECUIRE et J. DESCOTES, 1956: Valeur séméiologique de l'arteriographie cérébrale dans les traumatismes cranio-cérébraux fermés récents. Lyon. chir. *51*, 143—156.

— et G. MARET, 1950: Documents et réflexions sur l'hématome extradural traumatique. (A propos de 38 observations.) Rev. chir. (Paris) *69*, 321—333.

WHELAN, J. L., B. F. HADDAD, J. E. WEBSTER, and E. GURDJIAN S., 1956: Electroencephalographic findings in subdural hematoma; a report of eighteen cases. Grace Hosp. Bull. (Detroit) *34*, 11—17.

WICKBOM, J., 1949: Angiography by posttraumatic intracranial hemorrhage. Acta radiol. (Stockholm) *32*, 249—258.

WIECK, H. H., 1956: Zur Klinik der sogenannten symptomatischen Psychosen. Dtsch. med. Wschr. *81*, 1345—1349.

— 1959: Übersicht uber die korperlich begrundbaren Psychosen bei raumbeengenden intracraniellen Prozessen. Acta Neurochir. (Wien) *7*, 403—410.

WOLF, G., 1954: Zur Differentialdiagnose des subduralen Haematoms. Med. Klin. *28*, 1108—1112.

— Durchblutungsstorungen und Gefäßerkrankungen der Hirnhullen. In Druck.

— und J. GERBERDING, 1957: Zur Klinik und Pathogenese der subduralen Haematome. Dtsch. Zschr. Nervenhk. *177*, 126—149.

WOLFF, H., 1942: Die Bedeutung des verminderten Liquordruckes in der Klinik. Leipzig.

— und E. BUES, 1957: Zur Diagnose und Pathogenese des traumatischen subduralen Hydroms (Meningopathie der Hirnkonvexität). Dtsch. Zschr. Nervenhk. *176*, 40—47.

WOLFF, W., 1921: Beitrage zur Frage der Pachymeningitis haemorrhagica. Virchows Arch. path. Anat. *230*, 215.

WORTIS, B., M. HERMANN and J. LONDON, 1945: Mental changes in patients with subdural hematomas. Research publications. Trauma of the Central Nervous System. Baltimore: Williams and Wilkins.

WYCIS, H. T., 1950: Cerebral trauma. In: Spiegel E. A.: Progress in neurology and Psychiatry, Vol. *V*, 359—372, New York: Grune u. Stratton.

ZEHNDER, M., 1937: Die subduralen Haematome. Zbl. Neurochir. *2*, 339 bis 353.

— 1937: Über subdurale Haematome. Arch. klin. Chir. *189*, 477—478.

— 1946: Thrombolyse, Nachblutung und Embolie. Schweiz. med. Wschr. *76*, 201—203.

— 1947: Flüssiges Blut durch Thrombolyse in doppelt unterbundenen Gefäßstrecken. Helvet. chir. acta *14*, 162—180.

ZOLLINGER, R., and R. E. GROSS, 1934: Traumatic subdural hematoma. An explanation of late onset of pressure symptoms. J. Amer. Med. Ass. *103*, 245—249.

ZÜLCH, K. J., 1940: Morphologische Befunde bei Hirnschwellung. Zbl. Neurochir. *5*, 166—175.
— 1941: Die Entstehung des Hirndruckes, insbesondere des Prolapses bei der Hirnwunde und ihrer Folgezustände. Zbl. Neurochir. *6*, 212—232.
— 1943: Hirnödem und Hirnschwellung. Virchows Arch. path. Anat. *310*, 1—58.
— 1951: Hirnödem, Hirnschwellung, Hirndruck. Zbl. Neurochir. *11*, 350—355.
— 1952: Hirnödem, Hirnschwellung, Hirndruck. Zbl. Neurochir. *12*, 174 bis 186 und 365—372.
— 1954: Hirnschwellung und Hirnödem. Dtsch. Zschr. Nervenhk. *170*, 209—236.
— 1956: Histologische Untersuchungen bei chronischem subduralen Haematom. Hefte Unfallhk. *55*, 121—123.
— 1959: Störungen des intracraniellen Druckes. Die Massenverschiebungen und Formveränderungen des Hirns bei raumfordernden und schrumpfenden Prozessen und ihre Bedeutung fur die klinische und röntgenologische Diagnostik, in H. OLIVECRONA und W. TÖNNIS: Handbuch der Neurochirurgie, Bd. 1, Teil 1. Berlin-Göttingen-Heidelberg: Springer-Verlag.
ZUKERMAN, E. JR., P. MANGABEIRA ALBERNAS und H. R. LONGO, 1956: Electroencefalografia no diagnóstico dos hematomas durais. Acta Neurol. Latinoamer. *2*, 116—142.